JN312909

医療のなかの心理臨床

Counseling Integrated with Medical Care

こころのケアとチーム医療

新曜社

序

本書は、日本心理臨床学会第十八回大会の折に行なわれた自主シンポジウム「医療における心理臨床家の役割：現在と今後の可能性 ―― チーム医療の視点より」がもとになって出来た本である。

私は企画者の矢永由里子さんから声をかけていただいて、外科医であり甲状腺の専門医である隈寛二先生とともに指定討論者としてこのシンポジウムに参加した。どちらかといえば地味なテーマなので参加者も少ないのではないかと思っていたが、若い大学院生から経験豊富な方までさまざまな人が多数参加してくださって、会場が一杯となり、立っている方も何人かあるような有様であった。

各シンポジストのお話はたいへん充実したもので、そのあとのフロアーとの質疑応答・討論も熱気のこもったものとなった。私自身、長年、総合病院の精神科で働き、コンサルテーション・リエゾン活動にも携わってきたので、シンポジストの発言には共感したり啓発されたりした。また、この領域に多くの方々が関心をもっておられることをうれしく思った。

後日、矢永さんから、そのシンポジウムの内容を本にして広く紹介したいというお話があり、私もそうなるとよいと思っていたので、早速、編集者の津田敏之さんに話をしてみた。幸い、津田さんの熱意と新曜社のよき理解を得て、本書が陽の目をみたわけである。本にするにあたっては、シンポジスト以外の方にも執筆に加わっていただいて、本書をより幅の広いものにすることができた。

内容については編者の矢永さんが後述されるので、ここであれこれ言う必要はないと思うが、医療現場で臨床心理士のおかれている状況、仕事の内容、そこでの苦心と創意工夫が綴られている。各執筆者は、平生実行しているところを語っているので、空理空論はひとつもない。結果、わが国の医療現場における臨床心理士の仕事の水準を示すものになっていると思う。臨床心理士だけでなく、ともに働く医師、看護婦、ソーシャルワーカー、そのほか広い領域の方々に、また、これから臨床心理士になろうとしている大学院生に、そして臨床心理学の教育に携わっている方々にも、ぜひ読んでいただきたいと思う。

成田　善弘

まえがき

今回このような企画を思い立ったのは、先に成田先生が触れられているように、一九九九年の日本心理臨床学会大会での自主シンポジウムが発端でした。その場では、チーム医療の関わりをテーマに、多種の医療分野で活躍している臨床心理士の方々を話題提供者として、それぞれの臨床の実践について報告をお願いしました。自主シンポジウムは自分たちの興味・関心に沿って自由に企画を立てることができるので、その場が、「～ねばならない」方式の抽象的な教科書的討議より、現場での具体的な心理臨床をできるだけ生の声で語ってもらう機会となるよう設定しました。

そしてコメンテーターとしては、精神科医としてコンサルテーション・リエゾンへの造詣が深く、臨床心理学的アプローチによる医療への貢献を提唱されている成田善弘先生と、一般医療のなかで実際に臨床心理士との臨床経験を重ねておられる隈寛二先生にお願いしました。

当日の会場は、これも成田先生が記されているとおり、若い人たちの熱気が教室内に溢れ、話題提供者やコメンテーターの先生方の発言を熱心にメモを取る姿が至る所に見られました。今回のテーマへの参加者の関心の強さ、チーム医療内での臨床心理士の動きについて具体的に知りたいというニーズの高さは、シンポジウムの司会をしていた私にもひしひしと伝わってきて、シンポジウム終了後、この内容をまとめて多くの人々、とくに若い臨床心理士の方々に伝えたいという考えが固まってゆきました。

病院臨床に関する書物は、個別の心理臨床の機能や技術に焦点づけたものがほとんどで、チーム医療と地域臨床の視点で臨床心理士の働きをとらえたものはごく限られており、本書が今後チーム医療へ参画する方々にとって何らかの手助けになれればと考えています。そして、チーム医療や地域臨床の難しさと同時に、その魅力を知ってもらうことで、多くの臨床心理士が積極的に社会のさまざまな職種の人たちとの繋がりのなかで心理職としての役割を見いだすことに興味をもってもらえたらと願っています。

また、心理領域に限らず、臨床心理士とともに仕事に従事する機会のある医療や保健、福祉や教育関係などの専門家の方々にもこの本に目を通していただき、この本を通して、なかなか判りづらいとされる私たち心理職の活動についての御意見や御批評を載きながら、患者のケア向上への布石をともにつくってゆきたいと思っています。

本書の第一部では、各執筆者に心理臨床の実際を、簡単な事例を交えて具体的に記述してもらいました（シンポジウムの話題提供者に加え、新たに、精神科医療に地域で取り組んでいる川俣氏にも加わってもらっています）。構成は、小児科・老人医療・精神科・癌・エイズについて、それぞれの臨床現場の概要とその特徴、そこでの臨床心理士の役割、チーム医療・地域臨床の実際に沿って記述してもらっています。また、本書の特徴のひとつとして、各執筆者の職場でともに働くさまざまな職種の方々からコメントを寄せていただいています。この視点を挿入することで、臨床心理士の仕事を複眼的に捉えなおす貴重な機会が与えられたかと思います。そしてこの第一部の締めくくりとしまして、シンポジウムでも指定討論者を務めてくださった隈寛二先生から医療と心理臨床について貴重なコメントを頂戴しています。

そして第二部では、心理臨床の基礎となる教育について、各執筆者にそれぞれの体験をざっくばらんに語ってもらい、その内容をもとに、一般総合病院の相談室で活動されてきた川瀬氏から、今後の臨床心理士の教育の方向性を提示してもらいました。現場に役に立つ臨床心理士の育成について、私たちからのささやかなメッセージです。また、本書の総まとめとして成田善弘先生が、大きな視点からの御提言を寄せてくださっています。

矢永　由里子

目次

装丁　オフィス・ハイ

はじめに――チーム医療と臨床心理士

矢永　由里子

医療の流れ

医療の変遷

医療は常に変遷している。医学の進歩により、生活のなかでの主たる疾患も、二十世紀初頭の公衆衛生面での管理・予防を必要とした感染症から、長期支援を必要とする慢性疾患のがん・心臓病・脳卒中へ移行し、現在は、高齢者の日常生活の障害となる痴呆や退行性疾患が増加している。また、一旦収束したかのように見えた感染症も、抗生物質が効を奏さない感染症や新興感染症であるエイズの出現によって、その脅威が再起し、世界はふたたび感染症の予防と治療に躍起になっている。

一方で、先端医療と呼ばれる骨髄移植や臓器移植、遺伝子診断と治療、生殖医療など、かつて私たちが経験しなかった治療が昨今つぎつぎと開発されており、患者のみならず、家族も含めたさまざまな人々が治療選択の決断に迫られ、混乱や不安を経験している。

医療の拡がり

医療は同時に拡がりをもちはじめている。従来は「治療」のみを重要視し、一病院施設内の治療機能の高度化を目指していた医療だが、虐待児や不登校児、高齢者や精神障害者、末期がん患者、ＨＩＶ感染者への対応として、心理社会的支援を含んだ「ケア」の方向性へと視野を拡げている。

この「ケア」には、地域という視点も含まれており、医療職をはじめ、地域行政の専門職から地域住民までが参加する綜合的な支援体制の整備が進みだしている。医療機関によっては、地域住民がボランティアとして病院内に入るところもあり、ますます病院と地域の桓根は低くなりつつある。

また一方、医療機関内でも、従来の医師中心のシステムのありかたが、多職種による協働システムへと拡がりつつあり、さまざまな専門職が患者ケアに医療チームのメンバーとして関わりはじめている。

患者主体の医療へ

一九九五年に厚生省は初めて、医療を患者に対する「サービス」と位置づけた。医療の視点は大きく転換しており、患者は「ユーザー（消費者）」として、医療の主体と位置づけられるようになってきた。昨今の医療改革の提言もこの医療の転換に沿うかたちで、患者ニーズの重視、インフォームド‐コンセントの重要性を強調している。患者自身も患者権利の意識をもち、情報公開・カルテ開示・治療への自己決定権を求めはじめている。今後は、医療者と患者間の対話や適切なコミュニケーションが、医療を潤滑に進める際の重要なポイントになることが予測される。

チーム医療のありかた

生物医学・心理・社会・スピリチュアル

医療の転換に伴い、患者を多角的・包括的にとらえ、患者理解を深めようとする新たな方向性が生まれている。癌患者の心理面と身体面の両面に注目するサイコオンコロジーもこの流れのなかにあろう。たとえばエイズ分野の心理療法に従事するWiniarskiは、患者を四つの側面、①生物医学的部分②心理的部分③社会的部分④生死や実存のテーマを内包するスピリチュアルの部分から理解する「バイオ‐サイコ‐ソーシャル／スピリチュアル」モデル *Biopsychosocial/Spiritual Model* を提示している【左図】。そして彼は、患者のこの四側面が相互に密接な影響を及ぼし合う点に注目し、四つの側面にそれぞれの専門家が従事しつつ、同時に専門家どうしが協働で患者に全人格的アプローチを行なう「チーム医療」の重要性を提唱している。

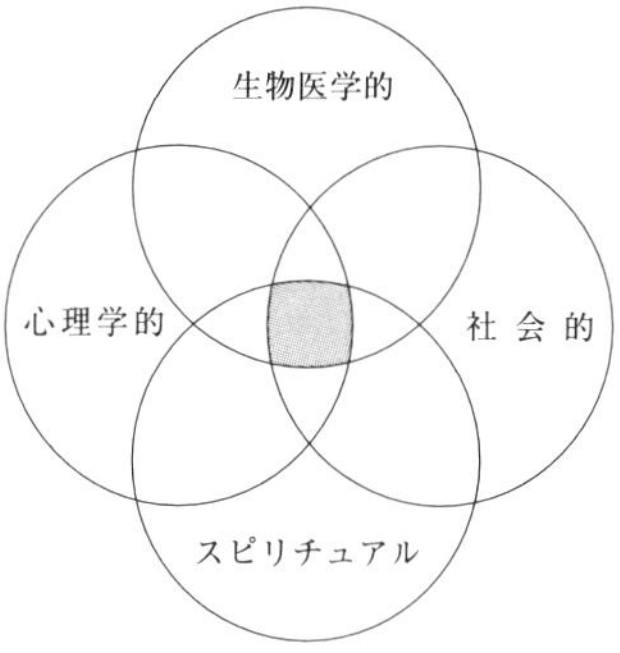

CTスキャンの総合解析プログラム――小集団民主主義

チーム医療の試みは、わが国でもリハビリテーション医学や精神科のコンサルテーション・リエゾン医学の分野でいち早く行なわれてきた。リハビリテーション医学でのチーム医療のありかたについて、上田は、チーム医療の強みを、それぞれ得意な角度から得たそれぞれ少しづつ違った患者像を総合し集団認識を行なうことで、患者の問題をより一層深め得る所にあるとし、このような多職種チームによる患者理解の作業を「CTスキャンの総合解析プログラム」に喩えている。また彼は、この作業を正しく機能させるには、チーム内に、職種の違いについて相互認識を踏まえた信頼関係の確立が必要であるとし、「小集団民主主義」を育てていくことの必要性を指摘している。この二点は、リハビリテーションの分野に限らず、チーム医療を目指すどの医療分野においても共通する大切な項目であると考える。

協働について——collaboration

チーム医療の参与にあたって、「協働」という言葉が使われはじめたが、これは英語の collaboration から来ている。この用語は、すでに米国などの医療現場で、医療への心理療法の参画のありかたを示す際に使われるている。この言葉は、それぞれの専門性を活かしながらの連携、パートナーシップの意味合いをもち、従来のパターナリズムである主従関係からの脱却や、より民主的で相補的な関わりのありかたを示唆している。そして、この協働という考えは、医療者とカウンセラーの関係に留まらず、医療における多職種間の関わりや、虐待や暴力の防止など地域における介入プログラムを展開するための多職種間連携、ひいては世界的規模でも実施されはじめた政府とNGO間のプロジェクト運営など、幅広い分野での職種間のありかたを方向付ける重要なコンセプトとなりつつある。

臨床心理士の協働作業とは

専門性の確立

いうまでもなく、心理の理論や専門知識・カウンセリングの基本技術を修得しておくことは心理臨床の基本であり、その基本の上に、患者に対する臨床心理学的視点を養い、その視点から得た患者理解をチーム医療に還元することが肝要であろう。

心理臨床家がそれぞれの臨床の原点を築いていかなければ、チーム医療という多種多様な職種のなかにおいて、ちょうど青年期の発達テーマと同様、心理臨床家としてのアイデンティティが混乱・拡散してしまう恐れもある。まずは臨床心理学の基礎、みずからの臨床の型を追い求めていく作業が望まれる。

チーム医療は臨床の応用編

こうした臨床の基礎・原点を踏まえたうえで、「チーム医療」は、そこから心理臨床家が一歩外へ出ていくことを求める。チーム医療は、医療現場のニーズ（患者・家族のニーズ、医療スタッフのニーズ）にこちらがどのように応えることができるかが随時問われる場である。

従来の心理面接室というきっちり枠が定まった環境は、心理臨床家にとって、自分の領域であり、そこでの作業は、安全で、予測可能であり、コントロール感も維持できよう。翻って医療現場は、相談室内の心理臨床とは全く異なった価値観や時間の観念、対人関係のありようが入り乱れる異文化の環境である。このような医療現場に出ていくときには、そこでのニーズにきちんと対応し協働作業を行なううえで、時によっては自分の型を壊すことも求められる。自分流儀のやりかたが通用しない環境がそこにあるからだ。

自分の型をどこまで壊すか、どこを最低限維持していくか……。そこでは、心理職としての専門性にこだわりながらも、それに囚われず、置かれた環境のなかで柔軟に自分の対応を変えていく（あるいは拡げていく）バランス感覚が求められよう。

＊＊＊　　＊＊＊　　＊＊＊

以下の各章は、実際にチーム医療のなかで、また地域臨床のなかで、臨床心理士の仕事を各々のバランス感覚を用いながら試行錯誤で協働作業を行なっている日々の営みの実践報告である。これは病院臨床の問題に答える解答書ではない。また、病院臨床すべての分野を網羅する説明書でもない。読者の方々が、御自身の臨床経験や現在抱いている「チーム医療」のイメージと重ね合わせながら読み進んでいただき、私たちと読者の方々が医療における臨床心理士の役割について議論を深める機会になることを期待している。

また今回、チーム医療での臨床心理士のありかたを検討することで、ここ数年、社会の臨床心理士へ期待が高まっているスクールカウンセリングや犯罪被害者支援の分野における、多職種間連携を吟味するうえでも、何らかの参照になれば幸いである。

参考文献

厚生省〔一九九五年〕『厚生白書』法規出版
Pollin, I., 1995: Medical crisis Counseling., W.W.Norton & Company.
上田敏〔一九八三年〕『リハビリテーションを考える』青木書店
Winiarksi, M.G.(Ed.), 1997: HIV Mental Health for the 21st Centurv., New York University Press.

第一部

多様化する「医」の現場

第一章

子どもの病気とこころ

奥村　茉莉子

小児医療の特徴と現状

はじめに

少子化時代ということで、小児医療が置かれている経済的立場は厳しい。小児科に限らないが、公立病院でも末端まで経営意識を求める目標管理方式が導入され、業務の外部委託分業が定着して、この十五年余りのあいだに病院の雰囲気はずいぶん変わった。

医療の専門分化も進み、化学療法や移植医療の発展、慢性疾患や未熟児障害児の救命率向上など、高度医療が進展した。この進展は他方で厳しい長期の治療入院や、慢性患者の増加につながり、子どもには特に、成長発達も含めたケアのニーズを増すことになった。

一方、患者や家族の生活意識や権利意識は向上し、病院の生活にもその質が求められ、患者とのコミュニケーションに配慮した接遇や患者サービスということもまた課題となった。子ども病院の場合は特に、院内教育や遊びの保障と、病児を育てる家族への支援の要望が市民から行政に上がるようになった。

子どもの医療

『都立清瀬小児病院五十年誌』によれば、子どもの総合病院は一八〇二年、パリに初めて開設されたそうである。日本では一九六五年に開設された国立小児病院が小児の総合病院の第一号である（国立小児病院は二〇〇一年に国立大蔵病院に統合され国立成育医療センター（仮称）となる）。筆者の勤務する病院は、これを遡ること十七年、終戦時東京に七千人いたとされる小児結核患者の療養施設として、占領軍司令部の指示で一九四八年に開設された。結核療養所は長期療養の学齢児を多くかかえていたので、一九五四年には地域の公立小中学校分教室が併設された。院内に学校を置くことは現在でもまだ未整備ななかで、虚弱児養護学校の分教室があるわけはそうした歴史のためである。この病院に、木造の病舎であった当時から勤務し、台風の時に病舎の補修を任されて以来ずっと営繕係になったというH氏は、『当時は戦災孤児もたくさんいて、僕たちもオモチャや絵本をあげて面倒みた』と話す。医療はいまだ素朴でも、職員みなで子どもとかかわっていた時代であった。

昭和二〇年代、私自身は病弱と言われた幼小期を過ごし、大病はなかったものの病院通いは多かった。小学二年生の正月に寒中のタコ上げで引き込んだ風邪がこじれ、長期欠席児となった。夜中に咳き込むと共働きの両親に負担がかかることが辛かったが、『なかなかよくならないですね、良い子なのに』と母に向かって言っていた医師の言葉に救われる気がした。まだ若いその方のイメージは、ずっと私のこころに頼もしく残っている。小児科医師は、子どもたちの成長の過程で、自分にかかわりのある特別な大人としてそのイメージが生きつづける対象であろう。

結核療養所は一九七〇年に小児総合病院に改組され、地域医療と同時に高度専門医療を行なうことになった。この病院では一九七五年には、初めての小児生体腎移植手術が行なわれ、一九八八年には骨髄移植が行なわれるようになった。先進医療機器の導入が進み、技術者も、理学療法士・ストーマ専門看護婦・臨床工学士などと専門分化し、一九九六年には「新生児集中治療床（NICU）」も設置された。

臨床心理職は、昭和五〇年代はじめからパート採用された。長期入院児の遊び相手や発達診断から、虐待問題をかかえる母子の面接、入院不適応な多動児や、病院食を食べなくなった事例など、小児病院特有の心理ケアの仕事も当初から少なくなかったそうである。十年余りの後、一九九〇年に常勤配置が加えられた。当時、常勤ポストがつくと同時にそれまでのパート雇用は廃止の動きもあったのだが、枠にとらわれない活動をこころがけていた当時の心理職は余人をもって替えがたいと評価され、以来二人体制になったのである。

心理職の仕事は当初求められた「異常心理への対応」にとどまらず、医療の先進化に伴う心理的ストレスの顕在化、患者家族のニーズの変遷、入院生活の質の向上にむけた要請など、さまざまな問題にかかわりながら、多忙な二十年近くが過ぎた。子ども病院にこころの問題を考える部署があるのは当然という周囲の認識のなかで、この数年間にプレイルームや相談室が次第に整備された。しかし、子ども病院のこころのケアに関する全国状況は、まだその整備の緒にもついていないと考えざるを得ない。というのも、子ども専門病院がどこにどれだけあるのかという統計すら、公的には存在しないようである。

全国の病院の分類は、一般病院と精神病院との区分けはあるが、子ども病院は障害児療育施設内の病院部門も含めて一般病院のなかに含まれているに過ぎない。ちなみにインターネット検索によると、宮城県のエコー療育園ホームページ〔二〇〇〇年四月現在〕が情報を発信しているが、公式には厚生省関係の研究会が編集している「病院要覧〔医学書院発行〕」のなかの夥しい一般病院のなかから手作業で拾い出す必要がある。こうした状況のなか、関連医療施設長で構成される「日本小児総合医療施設協議会〔二五施設、二〇〇一年には愛知県に、小児保健医療総合センター〔仮称〕が開設され二六施設になる。事務局は〔財〕日本児童家庭文化協会内〕」が、小児医療に関する専門家の機構として機能しているようである。

ちなみにアメリカとカナダでは、病院の子どもや家族を側面的に支えることが必要という認識から、さまざまな職種の専門家や家族による市民運動が一九七〇年代から拡大し、発達心理学や臨床心理学を修めた人に一定の実務経験の条件を科して、「チャイルドライフスペシャリスト」という資格を認定するChild Life Council〔CLC〕という非営利団体があるそうである。一九九八年にアメリカの子ども病院を視察した日本のグループの報告によれば、このチャイルドライフスペシャリストの活動はアメリカ国内で約四〇〇の子ども医療施設で行なわれ、カナダでは百パーセントの子ども病院に配属されているとのことである。アメリカは医療経済の制度が日本と異なり、子ども病院の平均入院日数が数日という国の状況であることを考慮すると、心理面のケアが発達したのは、そのことが入院日数を減らし、保険会社の負担を減らす効果があることや、医療訴訟の発生防止に役立つというような独特の事情も関与しているということである。日本においても同様の問題は拡大しつつあり、病院における心理的ケアのニーズは、経済性の面からも、今後もっと表面化する可能性がある。

求められるトータルなケア

幼小児を育てる母親にとって、子どもの病気にからむこころの揺れは、ライフサイクルのなかの情緒体験として格別のものである。私も働きながら子を育て、小児科には随分お世話になり、転居も多かったのでさまざまな医院・病院を経験した。子どもが発熱すると朝時間休をとって医院に連れて行き、薬をもらってから、急遽来てくれた子どもの祖母に後を託して後ろめたさのなか出勤、といったことを何度繰り返したか知れない。しかしある慢性疾患児のお母さんに、『先生はいいですね、子どもが普通だったら私も仕事を辞めなかった。そうすれば姑の家に住む必要もなくて済んだ』と言われ、子ども病院の仕事はそうした女性の人生にもかかわる仕事なのだ、と認識を新たにした。

私はこのごろは十年以上ひとつの診療所にお世話になっている。そこは御夫婦で机をはさんで内科と小児科を同時進行している医院で、息子が思春期にさしかかると、たまの風邪ひきで受診するたびに、生意気な口をきく子をあしらいながら、大きく広くなった背中に聴診器をあてて『りっぱな体になった』とため息をついてくださる。短時間の診察ということにかわりはなくても、そばの母親も来し方を思う一瞬である。また、『お兄ちゃんは元気?』と受診していない兄弟の消息まで尋ねて下さる。都会の核家族で子育てする母親にとって、外からのこのような眼差しは、さりげない励ましとして、格別な意味をもつように思う。

この医院の先生が『このごろまったくいいことがない』と、しばしば変わる保険請求の煩雑さや、医師患者関係のゴタゴタを嘆かれるようになった。私の勤める病院でも、少子化の影響から、受診者を増やすことは困難で、毎週のように収益状況が会議で報告され、事務担当者も患者サービスに意を用いることが普通になった。しかし地方自治体の財政事情から、小児病院はこれまで存続そのものが検討対象に挙がったことも何度かある。

一方、世の中の子どもを巡る状況は、小児医療に別の風を吹かせているようである。一九九九年、日本小児科医会は「心の相談医」認定制度を発足させて広報に努めている。不登校やいじめの増大からスクールカウンセラーの導入に対し、校医の役割にこの問題の受け皿機能をもたせたいという動きと関連していることと思われる。

しかしそうした政治的なことはさておき、専門分化しすぎたきらいのある医療のなかで、改めてこころを診療の問題にしようとする動きは、人の全体性を扱う医療の姿として好ましい。

こころのケアの役割

ひらかれた病院へ

医療保健制度が危機に瀕し、高齢者に介護保険が導入されたが、老人が介護を必要とするように、子どもは病気でも養育や教育を必要とする。小児医療においても、長期入院を要する子どもの養育や教育はどう考えたらよいのか。子どもの病院におけるこうした部分を扱うために、行政はなんらかの対策を考えることが求められるようになった。

市民団体の要望を受けて一九九九年、私の勤める病院内に、遠隔地からの入院児のための家族宿泊施設が開設された。この施設の運営は「(財) がんのこどもを守る会」が受け持ち、病院はソーシャルワーカーが窓口として協力する体制になっている。

また昨今は院内学級の設置・幼児教育・遊びの保障などが新聞に時々とりあげられる。ボランティアが病院に導入されるようになり、当初このことはさまざまな懸念をもって受け止められたが、数年を経ておおむね歓迎され、今日ではその効用と限界も見えてきた。こうしたことが成功するには適切なマネージメントが肝要で、病棟や子ども自身のニーズとボランティアの方々の接点に配慮し、そのつどの課題整理や、外部の方のモチベーションの持続などに医療相談室や心理相談室という、中間的な立場が寄与しやすい。

情報ネットワークの発達も、医療と外部の垣根を穿ってきている。先進医療にかかわる患者自身や家族がインターネットで情報交換する時代である。ときにはプライバシーの危うさもあるが、インフォームドコンセント、セカンドオピニオン、カルテ開示といった時代の波が、医療に受け身であった患者・家族を、みずから病気と主体的に取り組まざるを得ない世界に導きつつある。

心理臨床へのニーズ

スウェーデンで病児への遊びの保証をライフワークとしてきたイヴォンニー・リンドクヴィスト女史が、一九九八年に日本の団体の招待で来日されたついでに筆者の病院に来られた。女史は世界の子ども医療施設を知る立場から、『狭い空間に子どもや家族や職員がこんなにたくさんいるところは見たことがない。みんな大変でしょう。でも不思議に調和がとれている感じ』という感想を述べられた。女史によれば、医療機器に管理された先進国の子どもたちのこころはとても気の毒に見え、アジアの医療の進んでいない国では逆に家族の関与が多く、子どもは幸せそうだという。ある東南アジアの病院では、飛行機の格納庫のような広い病室にたくさんのベッドが収容されていたが、夕食時には家族総出で面会に来ており、おじいさんが孫を自慢そうに紹介したり、子どものために準備された猫が、猫ながらに得意そうにすまし顔で病室に入ってきたと話された。女史は、先進医療のなかの子どもの遊びにもっと関心をもってほしい、と、歩行もままならない高齢で普及活動をしておられた。スウェーデンの病院心理職の方も同行され、あちらでは家族面接も含めて子どもの療養支援にかかわる活動を院内で幅広く受け持っているとのことだった。

日本の現状では、子ども病院に臨床心理士が少しずつ増えてはいるようであるが、院全体に総合的に関わる役割をもつところは僅かであろう。院全体のニーズを知りつつも、診療科に所属してそこの仕事中心にならざるを得ない所が多いようである。子どもや家族の心理的支援への需要は高い。一方、心理職に国資格が制定されていない現段階では、心理相談サービスの拡大増加の見通しは立たない。ただ、行政の規制緩和のなかで、病院の経営方式が開かれてゆくにつれ、ニーズに応える力のある非医療職の活動が経営的に位置づけられることも将来可能かもしれない。ともあれ二〇〇一年現在、都立の二つの小児病院には心理職が福祉職として各々たったの一名であるが常勤配置されており、院内外のさまざまな需要に対応している。

小児病院の心理臨床の特徴

心理職の組織のなかでの位置づけは、私の病院の場合は全科対応ということで、心理相談室は特定の診療科に属さず、組織的には事務職の管理下にある。したがって、医療や福祉行政の全都的情報の流れのなかにあって、院全体の動きのなかで患者サービスの一端を担うことが求められていると理解している。もちろん、仕事のほとんどは発達や適応の程度・今後の見通しなどのアセスメント、心理療法・家族カウンセリング・集団療法、心理コンサルテーション・地域援助といったいわゆる心理社会的ケアである。その内容を箇条書きしてみよう。

患児の心理療法や家族カウンセリング

これらの仕事は、おおむね医師の依頼票に基づき、家族の了解のもとに子どもとかかわるかたちになる。依頼票を受け取れば、どんなかかわりが適当かについてのアセスメント（検査とは限らない）を行なった後、個別プレイセラピーが必要であれば、個別担当を決めてプレイルームで遊びを媒介にしたかかわりとなる。そしてニーズがあれば並行して家族面接を行なう。扱う対象は、発達の遅れ・心身症・神経症・不登校・いじめ・多動児・切れる子・虐待問題など外来の事例が多いが、本人が入院していて病床を離れにくいときは訪床する場合もある。

外来児の場合は院内他職種との連携が必要になることは少ないが、入院児の場合は患児との関わりの経過のなかで、医療が内包するさまざまな問題に出会うこともある。リスクの多い治療のインフォームド・コンセントの問題がくすぶっていることもある。

告知の問題が起こることもある。進行した病の子どもへの告知はどうあればよいのか、一定の結論はない。これまでの私たちの経験では、告知は極めて個別的な問題で、うすうす知っている子どもの多くは「そのことに触れてほしくない」と感じているように思われる。また、なかには当然知り得ているはずの状況があっても『子どもが死ぬなんてことは思ってもいなかった』と後で述懐した高校生もいたし、『よくなってから白血病と聞いたけれど、それがガンと同じとは知らなかったし、治療中に知ったら戦えなかったと思う』と述べた少女もあった。ある中学生は余命あと一、二ヵ月というころ、学校の作文にそれとなく「僕はついてないや」と書き、二年後のことが話題になる場で、さりげなく『そのころ僕はもう居ない』とつぶやいた。『自分の命にかかわることを、告知というかたちで言われるような関係のなかにいたくない』と述べた女性もいる。告知の問題は、残された時間を共有する関係にある家族、医療関係者などのこころのありようの問題ではないだろうか、というのが私の結論である。

発達アセスメント

慢性疾患の子どもについて、幼時からの長期的展望のなかで、医師が発達チェックの依頼を出すことも多い。こうした検査は、単発の仕事に終わる場合もあるが、その過程でネグレクトによる低身長児に出会ったり、ここの発達を心配している家族のニーズに出会うこともある。後者のような場合は、半年一年後のフォローを提案し、いちいち依頼票は出なくても家族が来室して、心理相談を子育ての一里塚のように利用されることもある。このように蓄積したデータを前に、医師との間で身体医療と子どもの心理社会的発達過程について互いに情報交換する場面もある。アセスメントの情報は、三交代制のなかで忙しい看護スタッフの子ども理解の幅を広げることに貢献する場合もある。

私の職場では、アセスメントはあらゆるかかわりのなかで行なわれるが、心理検査だけを拾うと全体業務の三パーセント程度である。

看護困難児のケア

入院は集団生活であり、慢性長期にわたる場合はとくに、子どもにとってさまざまなストレスがある。病院は生活の場としての条件にあまりにも欠けている。そのため、病気でも活発な子どもたちはストレスを貯めやすい。その結果、服薬や生活ルールの拒否、拒食、子どもどうしのトラブルや、玩具の取り合いなどということも起こりうる。こうしたことを巡ってスタッフも家族も悩まされ、対処するのに医師処方箋はない。

こうした問題の対応には医療スタッフが家族と問題を共有できる関係を保つことが、基本的に不可欠である。しかし入院が長びくなかではそれが難しいこともある。心理相談室まで問題が浮上するケースはさほど多くはないが、子ども病院全体のニーズに占めるウェイトは大きいのではないかと思われる。

入院生活の質の向上

先にも述べたが、学童生徒に対しては院内学級が整備されており、入院中も通学や床上学習が保障されている。幼児にはそうしたものがない現状なので、長期の入院児の多い病棟には、ささやかながら心理相談室が担当する遊びの時間をつくっている。子どもの気分転換になるし、家族も看護スタッフもそのあいだ機嫌の良い子どもの様子に、ほっとできるようである。また、経過の長い慢性疾患の子どもは、入退院の繰り返しや、外来通院の過程で、心理相談を利用することもあり、病棟遊びの時間は、その子の成長の過程をフォローできる場として、長い目でみて有用な場である。臨床心理職希望の実習生が参加できる場としても活用されている。

チーム医療・地域臨床の実際

チーム医療とは

昨今「チーム医療」という言葉は二つの意味に使われるように思う。

一つはたとえば、診断目的に臨床検査技師が検査を行ない、食事の調整に栄養士が関わり、調剤を薬剤師が行ない、リハビリに理学療法士が、というふうな、持ち場が明確で仕事の内容は医師の指示によって明示されている場合の「役割分業縦割りチーム」である。こうしたチームの場合、職種間の「連携」は、あらかじめ決まっている部分的役割を果たし、医師による病気の治療が全体として成り立つよう組織化されている。この場合、職種間の話し合いはなくても全体がスムーズに進むようでなければならない。

一方、仕事内容が患者さん自身や担当者の主体的判断、工夫のしかたによって流動的であり、互いの話し合いなしには進められないような「チーム医療」もある。患者の療養生活の世話を行なう看護職の臨機応変の対応や、医療ソーシャルワーカーが行なう患者の自己決定や生活自立支援、言語聴覚士の言葉の再獲得支援、そして臨床心理士の心理相談援助などという仕事は、病院のなかでは、患者の意思や希望、家族の要望などを受けて、専門性の範囲で主体的に判断・工夫し、他職種と情報交換する必要がある。そして他職種のかかわりを互いに生かし合いながら、患者の多面的な自立を援助することがその内容になる。異なる職種が、状況によってかかわりかたを話し合ったり、場合によっては役割を一部交換したりすることすらあり得る。そして、物事の進めかたについても、患者自身や家族の意思と希望を抜きにしては考えにくい。

このような連携に基づくチーム医療、あるいは地域にまでその範囲を広げた地域連携は、一見効率のわるい個別のケアになる。しかし、その過程では同時に、対人関係や内面感情の調整も行なわれ、患者家族の自助努力も促進される。長い目で見た病気の増悪が予防されたり、子どもの発達が促進されたり、医療への過度の依存が改善される、といった効果も期待され、社会全体の医療、福祉費用の削減効率化につながるのではないだろうか。家族の支援が行なわれ問題に家族が取り組むようになる、といったことから、家族機能の保全、社会の人材再生産への貢献にもなるはずである。

後者のようなチーム医療あるいは地域連携の実際について、事例をもって記述してみたい（プライバシーに配慮して、本質が変わらない程度に事実内容は改変してある）。

チームのなかの心理臨床

発達の問題

病気のために生活が制約されるなかで、子どもの発達成長が滞ることもある。特に乳幼児の場合、対象関係の発達に関する理解と支援が必要である。

・幼児の長期入院からの退院と育児支援――乳児期から入院治療を必要として病院で育った二歳女児の事例

Ａさんは生まれつき消化器の奇形や機能不全があり、手術や栄養補給が必要で、少しの感染症が重篤化しやすいなどの問題のため、二歳過ぎまで短期間の自宅生活以外はずっと入院して育った。母は面会には熱心で、Ａさんに知的発達の遅れは心配されていなかった。二歳半程のころ、状態も安定し、排便援助の処置は日常的に必要ながら、身体的には自宅生活が可能になり、退院にむけて自宅外泊となった。しかし外泊してみると、そのたびに表情が固まって飲食をほとんどしないということが起こった。医学的には問題がない、ということで心理相談室の関与が要請された。

看護スタッフの話では、看護婦さんには笑顔も見せ、膝にのってお絵描きにも興じる。面会時間の家族に対してもベッドで笑顔が見られる。しかし、一歩病棟を出ると無表情になり、病院の芝生で昼食会などのときにはほとんど食べない、という報告だった。外泊のたびに、脱水状態になりかかって帰院することの繰り返しだが、病棟では食事も対人関係も、おしっこの自立もできはじめている。

私はAさんと遊びにベッドサイドへ行った。「外の人」には緊張する、という報告のとおり、幼児用ベッドの危険防止柵を下ろしてもいいかと聞くと、イヤという表情で尻込みする（ベッド柵は、ちょっと見るとまるで檻に閉じ込めているように見えるが、慣れた子どもはその中を自分用の安全地帯と感じていることが多い）。ベッド内は、他の子どもに比べて、少しガランとしていて、小さなミッキーマウスが一つだけ転がっている。私が柵の外から、いないいないバーなどしかけると、Aさんはヘンな人という顔つきで、私の動くのを目で追っている。次に行った時は食堂で、食パンの柔らかいところだけむしって食べている。食事が終わると少し年上の少女が、遊び相手とばかりに私に話しかけてくる後ろから、Aさんはこちらをじっと見ている。その少女の人形遊びの相手をしていると、Aさんも横に来て手を出したそうにしはじめる。遊べる関係になれそうである。

お母さんの話を聞くと、外泊の時は祖母の家や叔母達の家、父親の職場などに寄って帰るという。明るくて多弁な、体格の良いお母さんは、長い療養生活のあいだ毎日一時間近くかけて面会に通うことに、疲れたとかうんざりしたといった表情はなく、若くエネルギーに溢れている。しかし私はこのお母さんに、Aさんのいまの状況にはもうすこし繊細さが欲しいと感じた。また、繰り返す外泊時の飲食拒否についての話題を出しても、笑顔で「どうしてなんだか」と受け流すお母さんをみていると、医師にすすめられて「心理相談の人」に会うことを、最近の若者ふうに表現すれば「うざったく」感じているのかしら、と思う。お父さんも面会には熱心で、夕方の一時間ほど毎日やって来て、Aさんのお腹をさすったりしている。しかしAさんはそのとき迷惑顔でむっつりしている。お父さんがいるとお母さんは一歩引いているようである。私は、二歳児の父母の面会風景にしては趣が少し違うなあ、と感じる。両親の関わり方にいささかの懸念をもつ私に、担当の若い看護婦さんはしかし『御両親はごく普通の人ですよ』と抗議口調で報告した。

実習生の女子学生に、食事のあと昼寝までのあいだの一時間ほど、遊び相手をお願いしてみると、Aさんはすぐに慣れてあれこれ要求しながら遊べるようになった。そうしたことをお母さんに報告すると、配慮ありがとうという返事があり、すこし安心してもらえたようである。そこで、Aさんのものの感じかたについて、病院で育って外の世界はまだ安心できていないこと、外の世界に慣れるまで、お母さんとの一対一の時間がまず、ほっとできて、病院の生活より楽しい時間であることが必要なことなどを伝え、『外泊のときに寄り道しないで、家で二人で遊ぶ時間をもってみてください』とお願いした。そしてついでに、好みそうなぬいぐるみなど、玩具の工夫もお願いした。

Aさんのベッドはだんだん玩具で賑やかになった。気に入った物は外泊中は持ち帰ることも提案した。二ヵ月ほどのあいだに、家に泊まることのできる日数はすこしずつ延びたが、風邪ひきで体調をくずし、また一ヵ月ほど入院し、暮れになった。正月の外泊のときに私はAさんの家に電話をかけて状況を聞き、「看護婦さんからもお話があったと思うけれど、無理して脱水になるまえに、すこしでも心配な気配が始まったら帰院されるように」と伝えて正月休みに入った。お母さんは子どもを抱えるごく普通の母親の言いかたで『機嫌良く遊んでいます』と報告された。そしてこの正月は無事に過ごすことができて、やがて退院が実現した。

約五ヵ月が過ぎたころ、外来で偶然出会ったAさんはとても明るく、私に挨拶する母に合わせて手を振っていた。元気なAさんを見ると、母親がいる前でも子どものお腹やお尻の世話をくったくなくできるお父さんが最近は普通なのだろうかと、いささか納得いかないながらも、私は考えざるをえなくなった。

療養への適応の問題

身体の治療は実際は多くの場合、患者と医療者の信頼関係のなかで滞りなく進むのであるが、子どもの状態によってはさまざまなことがこじれてしまい、関係が行き詰まることもある。

・障害児の入院適応への調整――知的障害のある五歳男児の療養支援

B君は言葉の遅れがあり、五歳の段階で単語がやっといくつか話せる。言語理解も乏しいうえ、泌尿器の機能不全から手術が必要である。しかし片時もじっとしていないため、家族の二十四時間付き添いを認めていない病院には入院させることが困難である。これまでも短期間の検査入院などのあいだに、看護スタッフとお母さんとの意思疎通もやや険しいものがかもし出されていたようであった。看護スタッフの意見は、「コミュニケーションの難しい多動なB君を病棟で扱うのは無理。それに、見ているとお母さんもしつけをする意思に欠ける。子どもが危ないことをしそうでも止めるでもなく、対応する看護婦を批判的に見ているだけのようだ」というものだった。病棟の意見と家族の権利主張との間に立った医師から、入院の時期や生活の方法に関する工夫はないか、との要請が心理相談室に出された。

私は外来受診の日にあわせてプレイルームで遊び観察と母面接を行なった。たしかにB君の行動は刹那的で、玩具を片っ端から引き出しては散らかし、うまく扱えないと放り投げる。しかし、粗暴さはあるが表情はくったくなくて楽しそうである。そして、たとえば自動車の玩具をいくつも出すとき、走らせる・並べる・人形を乗せるなどの意味づけをしながら相手をすると、注目していて真似ることもある。お母さんは、ずっとB君の多動さに付き合いながら暮らしているせいか、きめ細かくかかわりながら子どもの行動をコントロールすることには諦め顔である。そして、母親としてこれまで周囲のいろいろな人たちから受けたさまざまな対応を語りながら、恨みつらみの悔し涙をこぼされた。

B君はかかわる人へ関心をもち、褒められると嬉しそうに、もっと褒めてという期待をもって行動できる。それは、お母さんへの信頼や自分への自信の芽として伸ばせる指標でもある。そこで、学齢まであとすこし待って養護学校に入り、それから手術入院にすれば、院内学級も利用でき、そのころには看護スタッフとのコミュニケーションも可能になっていると思われた。この予測のもとに、通っていた保育園の様子、またその後入学した学校からの情報などをお母さんが仲介して病院に届ける労をとるなかで、B君の性格・好み・指導の伝えかたなどに関する見通しを医療側ももつよう努力をしているという姿勢が、家族に伝わった。

B君の治療そのものは臓器移植もからみ、その後の療養も、通院・服薬・生活管理などさまざまな困難が継続する問題で、結局、大きな手術はできるだけ成長をまってからにしようということで家族と折り合いをつけることができた。

児童虐待へのかかわり

二〇〇〇年十二月、児童虐待防止法が施行された。医療機関の職員は虐待の疑いをもった場合、速やかに通報しなくてはならないことが改めて明記された。しかし実際の子どもの福祉を長い目で考えると、このことの実際は複雑で、関わった者は自分なりの役割を果たすにあたって、慎重な対応が要求されると思われる。

・虐待からの保護 ―― 多子家庭の若い父と継母のもとで適切に養育されない十歳女児

Cさんは重い喘息発作をずっとひきずりながら育ってきた長女である。喘息の服薬や生活管理に不熱心な家族に、これまでいくつもの医療機関が、命の保証ができないと匙を投げてきた。学校で発作を起こし、家族の対応に不安を抱いた学級担任の判断で救急受診となり、そのまま入院した。幼児期からずっと続いたという発作が、入院中は一度も起こらなかったこと、初めての外泊中にまたひどい発作を起こし、病院に戻ったときはほとんど危篤に近かったことから、危機感をもった医師からケースワーカーに連絡があり、さらに心理相談の要請が出た。

病棟でのCさんは明るく、健気な感じの少女で、言葉遣いも丁寧。そして人なつこい。プレイルームに誘いに行くと、ナースステーションに向かって大きな声で挨拶してから飛び跳ねながらついて来る。「心配事は?」と質問すると、『あのね、弟たちが心配。わたしがいないとね、寂しがるの』。そして『お母さんはね、お出かけする。お父さんはね、ゲームするよ。いっしょに遊ぶと楽しい』『まえはね、おばあちゃんの所にいた。おばあちやんはね、わたしのことをほかの人が呼び捨てにすると怒っていた。呼び捨てにしていいのはおばあちゃんとおとうさんだけって』。彼女の人形遊びでは、着飾った若い男女の人形が酔っぱらって帰宅する。「あらあら」と言ってふとんをかける少女の人形がいる。翌朝、ベッドを出てこない二人を置いて、ちゃんと支度して学校に行く少女の人形。別の日の人形遊びはこんなふうだった。寒い冬、少女が家を追い出された。そしてよその家の戸口で暖を乞う。まあ、かわいそうに、家の子になりなさいと抱きしめる女性の人形。しかし翌朝その女性もやっぱり酔いつぶれて起きない。

Cさんはしかし、けっして現実の家をわるく言わない。入院中、母はほとんど来ず、洗濯物は妹が持ち運ぶ。院内学級に通うことになり、担任の先生との交流が毎日になると、「病棟に戻りたくない」と、人が変わったようにだだをこね、咳が出るようになる。担任は「勉強をしようとしないが、学校の役割のなかで、このことをどう扱ったらいいでしょうか」と心理相談室に問い合わせてくださった。私は「これからの長い人生のなかのいま、先生に求めているものを、受け止めて下さることが、きっとこれからの、生きる力の一助になる」とお願いした。

帰宅すればひどい発作が必ず起こるので返せない。しかし家族の退院要求が始まった。主治医は「医師としては家に返せない。かといって、ずっと入院させておくような症状は、病院では見せず、明るく元気に過ごす。困った」ということで、家以外の生活の場を捜すことになった。

ソーシャルワーカーが児童相談所に連絡し、福祉司が来院したので、家族との面会の場を設定した。新しく生まれた赤ん坊を連れた父母は親としての不行き届きを責められまいと硬い表情で身構えている。私は「喘息がよくなるまで、生活の場を変えたほうが良い。養護施設は子育て支援の場です。おたくも小さいお子さんもあと何人もいて、生活も大変。ここは行政に頼って下さい」と伝えて福祉司との面談に行ってもらう。そして福祉司には、喘息治療は必要だから、この病院に近い施設を捜してほしいとお願いした。福祉司は「本人の意向を大事にしなくてはならない」ということで、父親に本人を説得してくれるよう頼むが、やはり父親は「親の不適切を責められて、子どもを奪われるのではないか」と疑い、面子にかけてすぐには承諾しない。そして険悪な空気が漂ったが、医師のぜったい譲らない姿勢に、「では二、三ヵ月くらい」と言って、子どもの保護をやっと承諾した。Cさんも『あのね、私決めたの、お友達のいる所で、喘息を早く治すの』と施設入所を承諾した。入所後もときどき発作があり、吸入器を手放せない夜が多い施設生活となる。その後、若い父母は別れてしまい、結局Cさんは施設に居つづけ、比較的元気な二年ほどが過ぎた。

虐待問題を意識しつつ

緊急に保護するほどでなく、虐待を家族が改善したいと申し出ているが、頭でわかっていても、情緒的に難しいことの解決は容易ではない。心理的虐待などはこうしたケースが多いと思われる。周囲のかかわりかた如何では、家族の崩壊を招くことも懸念され、被虐待児の兄弟の福祉を視野に入れると、家族自身の努力を支援することが大切である。被虐待児自身が、自分の家族が告発されることをどう感じるか、生涯にわたるそのことの意味も大きく、できれば家族の枠組は保全されるべく配慮する必要がある。

・虐待を疑われる家族への育児支援 ―― 人付き合いが苦痛な母親とのかかわりから

Dさんは見るからに小柄で、率直なもの言いを避ける小学四年生。入学当時、ほとんどコミュニケーションがとれないほど言葉を言わず、落ちつきもなく勉強どころでなかったので障害児学級にいる。受診させたのは父親で、小人症が環境に原因があるかどうかを確かめるため入院している。そして身長は徐々に伸びている。しかし家庭から離しておくための入院を続けるにも限度があり、以後の方針をたてる要請が、医師から心理相談室に出された。

お父さんの報告では、『どうやら母親がこの子どもを可愛くないらしい。小さいころから食事を他の家族から差別する。実際のところを見たことがないが、暴力もあるらしい。子どもは自分にもはっきりものを言わない。いつも母親の意向を気にしていて、母親もこの子が他の家族に近づくことを凄く牽制する。心配で家に置きたくない』という。お母さんという人はたいへん美しい人であるが、みるからに人嫌いのようで表情が固く、病棟に洗濯物を届けに来るが、そそくさと用を済ませて、誰とも口をきかずに帰ってしまう。Dさんの衣類は下着や履物まで兄のお下がりだったり小さかったり、常識からはずれた母親の様子に担当の看護婦もどう声をかけたものか、「年齢なみの服装に、周囲の子どもと遊べるように、玩具や学用品の準備を」と言いたいが、近づきがたい冷たさで困惑しているという。

心理相談室の関与をお母さんに説明する面接を行なう。私は母親に『Dさんはお友達との交流が苦手のようです。これから身長が伸びる時期に向けて、しばらく院内学級で、活発な子どもたちとのかかわりをもたせて、全体的な成長を期待したいので、お母さんにも協力お願いしたい』と伝える。お母さんは『人付き合いはわたしも苦手で、外に出ると頭痛がして、足元はいつも宙に浮いているようだ。面会に来るのがつらい。早く家に連れて帰りたい。でも身長が伸びないのは困るから、しかたがない』と、不機嫌に視線をそらしながら言われた。こうしてDさんはその後一年近く入院生活となった。こうした事例にはよくあることだが、家族は病院スタッフとの接触を極力避けようとする。定期的に会うことは難航したが、それでも数回の母面接・家族合同面接を行ない、家族の雰囲気がわかってきた。不機嫌に家族を支配しているらしいお母さんも、合同面接の場では、一見社交的なお父さん、それに調子を合わせる長男、あいまいな笑顔で皆を見回すDさんのなかで、孤立しているようでもある。

Dさんは院内学級でだんだん明るい表情が多くなり、ときどき面会に来るお母さんには接近したそうだが、お母さんのほうはいつも仏頂面で素っ気ない。Dさんのプレイセラピーの時に合わせて母もいっしょに過ごせるようにし、流行りのテレビゲームをDさんがお母さんに教えて二人で対戦すると、お母さんははじめ照れくさそうにしていたが、やがてすこしは付き合ってゲームに興じることもあった。

一年ほど過ぎて、次の方向を決めるための話し合いが、医師・ソーシャルワーカー・担当看護婦・院内学級担任・心理職、そしてお父さんを交えて行なわれた。虐待に関わる話し合いをお母さんと共有することは、お母さんが病院を避けるようになるだけと思われ、お母さんはいわば蚊帳の外に置かれていた。そしてお父さんの強い希望で、Dさんは退院後は全寮制の学校に入り、週末帰宅する生活になった。病院には低身長の管理のためとして外来に通い、母子で心理相談室にも寄って行くことになった。この話し合いのなかで、病院スタッフには、こうしてお父さんの希望に沿ってゆくのは充分なやりかたではない、お父さんは家庭で家族に働きかける役割をとるべきではないのか、という思いが湧いていた。しかしそれを伝えると、お父さんは弱々しく笑って、妻の怒りには対応できない、それが子どもに向かうのがもっと怖い、そして、いままで相談したところはどこも妻に虐待を認めさせることができず、結局自分に問題が向けられた、と語った。

Dさんは学校では学力の相対的な伸びが見られたが、身長のほうはあまり目立った伸びはなかった。お母さんは週末の送り迎えと学校の付き合いをとても苦痛だ、と報告するようになった。そして心理相談室に通うことも同様に、できれば先のばししたい、と苦笑いした。Dさんは成長が見られるものの、健常児の知的レベルにはかなり遅れている。そのことがお母さんの厭世的気分とあいまって、Dさんについて悲観的かつ無関心にし、学校生活への熱心な関心と協力を要請する学校側には、非協力的な家族として否定的に評価された。そうしたなか、Dさんが帰校したとき、小さな傷があったこと、Dさんが、母親のネグレクトについて、担任にポツリポツリと話すようになったことから、いよいよ児童相談所に通報すべきだ、という意見が大勢を占めることになった。私はお父さんにことの経緯を説明し、みずから児童相談所に出向かれるほうが良いのでは、と提案した。そしてお父さんはこれに従い、問題の主管は児童相談所の福祉司となった。福祉司は各方面を調査したが、事例としての緊急度に欠ける面もあって、保護するに至らず、学校・病院も参加したなかでのとりあえず無事な生活がさらに一年ほど続いた。

Dさんは中学生になり、お母さんは外来受診と心理相談室のカウンセリングに通い、「このごろDはひょうきんで、家族を明るくする。Dがいないと、夫も長男もむっつりして暗い。児童相談所に夫婦で行った。養護施設で元気な子どもたちと暮らして、そこから高校に通うという話もあって見学に行ったけど、ああいうところは家庭に問題のある子どもが多いところで、Dには向かないと思う」と報告した。「このごろは自分の趣味で気晴らししているけれど、夫が家に無関心でつまらない」ともらした。ものうい気分で、引きこもりがちのこの女性が、日常の現実のなかに楽しみを見つけて行動するようになることが、カウンセリングのとりあえずの目標と思われた。一方Dさんは、思春期を迎え、母の言うことをきかないことも目立ち、無気力な対応になりがちな母の見えないところで弱い者をいじめるようなこともあり、問題は虐待問題とは別のかたちになって展開している。

虐待問題委員会

虐待が疑われる事例を担当したスタッフは、多くがその扱いに困惑する。疑わしい申告をする家族に子どもを返すべきかどうか、最近その扱いを病院として協議する委員会ができた。管理的立場の医師・事務担当の管理職・看護相談室・医療相談室・心理相談室とで構成され、随時、必要なスタッフが参加する。児童相談所に通知するかどうかを協議することのほかに、各担当がすべきことをいっしょに考える貴重な場になっている。

・お腹にケガをして入院した二歳女児の育児支援

Eさんのケガは、しつけのなかで負ったものだが、虐待を疑った医師から虐待問題委員会に諮問があった。ケガをさせたのは母親で、そのことを父親は怒っているという話だったが、ケガの位置から、にわかには信じがたい話で、当初父親による性的虐待が疑われた。協議のもとに、心理相談室がかかわり、子どもと父母の関係などについて情報収集することになった。

おわりに

小児病院におけるチーム医療、地域連携のなかの心理相談として四例をあげた。

病気は人間の存在全体にかかわることである、と考えると、身体とこころを切り離して扱うことは、本来、不自然なことである。とりわけ子どもにおいては、こころの不調は体の不調に直結しやすい。そして体の病気の療養生活からは、そこから二次的なこころの問題が派生する。また、大きな小児病院で求められる子どものケアの範囲は、ほかの社会資源が足りないために、虐待や学校不適応などにまで広がっている。そのニーズを受け止めるためにも、チーム医療や地域連携といった多面的な取り組みの必然性がある。

これらの問題が増加していることには、現代の家族機能の脆弱化が関連している。人手と経済力にゆとりのある家族であれば、これらの子どものケアは家族によって行なわれるはずであるが、現代は、核家族化し、なおかつ幼子をもつ母親も働くことの多い時代である。ひとたび子どもが病気や障害に見舞われれば、ケアするゆとりのない家庭が多い。

子ども病院のチーム医療には、互いに他職種の役割を尊重しつつ、個々の子どもと家族が必要とする支援を贈ることが求められる。そのなかで心理職の役割は、社会のなかに生きてゆくクライエントや家族のこころにかかわることで、その内面を調整し、彼らが周囲の人々や制度に対して生産的に関わりながら生きてゆけるように「つなぐ役割」をつとめることであろう。かかわりのさまざまな局面において、心理療法の技法を活かしながら、彼らの自己認識と現実性を高め、他者との交流にささやかでも喜びを見つけられるように方向づけることが、その内容であろう。方法は、心理面接を中心にしながらも、ときにはケースワークのようであったり、教師のようであったり、コーディネーターのようであったり、と臨機応変に役割をとることが可能であるような立場が、医療チームのなかで与えられていることが必要である。

臨床心理士とともに仕事した経験からの感想

血液腫瘍科 婦長 北村 スミ子

私は、小児病院の血液腫瘍科の婦長として一年前に異動してきた。十五年前に当病棟でスタッフとして働いていた頃と比較すると、医療の進歩とともに治療内容も変わり、予後不良と考えられていた当科のような疾患の治癒率も高くなってきている。しかし、医療現場の業務内容はいっそう煩雑になっており、予測できない事態が発生する危険性も高くなっている。

当時は、緑に囲まれたすばらしい環境を存分に活用し、ストレッチャーに数人の患児を乗せ散歩に出ては、四季折々の花や果実などを手にして帰る余裕もあった。ただ、白血病や再生不良性貧血疾患などの治療では、ＩＶＨ（中心静脈輸血）ではなく手や足に点滴を確保していたため、頻回に行われた点滴の刺し換えが、患児にとっては何よりの苦痛であり恐怖になっていたことが印象に残っている。現在のようにＩＶＨになってからは、化学療法が長期におよぶ患児が、治療を受けながらでも状態によっては自宅に外泊でき少しでも両親とともに生活できる。そのことは患児の精神安定をはかり成長発達にとってもプラスになっていると考えられる。

当科の場合、骨髄抑制により易感染・貧血出血傾向などが看護問題としてあげられる。また化学療法や骨髄移植などは患児にとって侵襲が大きく、成長過程にある小児にとっては身体的にも精神的にも大きな影響をおよぼす。特に乳幼児にとって入院は一大事で、母子分離への配慮が不可欠となる。学童から思春期にとっても精神的なケアは重要である。ところが、各看護婦がそれを意識していても、患児の治療処置を安全かつ確実に実施することに全神経を集中しているときには、患児のこころの叫びを感じてはいても関わることができない、という現状がある。少しでも患児と関わる時間を見つけ、看護ケア（清拭・食事場面など）をしながらでも、じっくり関わりをもつように努めている。

また家族に対しても、面会時は担当看護婦が積極的に毎日の患児の状況を報告し、家族の疑問や心情に傾聴している。ただ看護婦は、「こころのケア」についての教育も重要視され卒後も院内教育に組み込まれているが、試行錯誤であり、臨床心理士への期待は大きい。

当病棟での臨床心理士の関わりとしては次の項目があげられる。①骨髄移植患児と家族の精神的フォロー、②グループセラピー、③個別プレイセラピー、④告知後の精神的フォロー、⑤母親の相談相手。ここではそのなかでも特徴的な関わりの場面を通して、私の感想を述べていきたい。

骨髄移植患児の場合には、毎週一回、移植カンファレンスを行なっている。参加職種は医師・看護婦・臨床心理士・メディカル・ソーシャルワーカー・栄養士、また学童の場合には教師（院内の分教室在籍）で、移植前から移植後の無菌室での状態を共有化し、問題点や患児・家族の心理状態などを検討することにより、移植治療がスムーズにいくよう継続して実施している。移植は、患児にとってはもちろん、両親にとっても、無菌室入室への不安、治療や苦痛への不安は大きい。担当看護婦による事前指導を行なってはいるが、母子ともに臨床心理士の精神的フォローが重要になっている。特に無菌室に入室すると、感染予防上、面会者は制限され、患児はベッド上の生活を余儀なくされるので、患児にとって臨床心理士との関わりは、「ゆったり遊べる。話せる」貴重な時間であり、心待ちにされている。二ヵ月前に移植を終えた四歳の男児であったが、機関車トーマスが大好きで、十種類の乗物・洋服・靴・日用品すべてがトーマス・グッズで満たされ、無菌室でがんばっていた。臨床心理士のK氏がその男児に最初に関わるとき、『トーマス世界に入らなければ……』とつぶやきながら入室していく場面に、私は直面した。そのとき私は、臨床心理士の姿勢は、その子どもの年齢や特徴・個性をしっかり把握し、その子どもの関心事に注目し、「いま」の気持を大切にしながら共感しあえる職種としては、欠かせないと痛感した。

また時には、死を直前にした関わりについて、ケース検討や学習会を行なっている。このときのK氏の、患児や家族の視点に立った適切なアドバイスは、私たち看護婦に精神的ケアのありかたを示唆してくれ、新たな学びを与えてくれることが多い。

グループセラピーには毎週一回、複数の臨床心理士の方が関わっている。特に、化学療法などIVHをしながらでも参加できる幼児にとっては、毎回心待ちにしている大切な場面である。狭い空間を利用しての遊び場面では、臨床心理士が準備した遊具で思いっきり遊べる。時にはおもちゃの取り合いで喧嘩になることもあるが、喧嘩も成長過程のなかでは大切な機会となり、入院生活に変化と潤いをもたらしてくれる。

易感染患児の場合は、クリーンベッドを使用しているために、臨床心理士が一対一で患児の遊ぶ場面をつくり、その内容を家族に伝えているが、家族からも好評を得ている。

入院患児にとって、臨床心理士が「こころのケア」の専門家として先端医療のなかで果たす役割は大きいと実感しながら、日々協働している。

子ども病院における臨床心理士の役割

都立八王子小児病院　院長
石田　治雄

不登校、学校での虐め、バスジャック事件や「てるくはのる」に始まる少年の凶悪犯罪などが近年後を絶たず、子どもの精神・心理状態の変換・荒廃が取り沙汰されてきている。「核家族」「鍵っ子」「学習塾通い」「テレビゲームおたく」など、大家族がなくなり、子どもが集まって遊ぶ場所もなくなり、子どもらしい健全な精神・心理発達を阻害する要件は、三、四十年くらい前から増加してきている。

子どもは大人のミニチュアではない、として子どもの病気に目が向けられはじめたのもこの辺りで、小児科のなかに種々な疾患の診療グループができ、小児外科や小児泌尿器科などの診療グループも設立され独立してきた。このような動きのなかで各地に小児専門の綜合病院が計画・設立され、小児医療施設の集まりである日本小児総合医療施設協議会に参画しているものは現在二十五施設となっている。大病院の一部の小児病棟型施設を除いて、独立した小児専門の施設として運営されている十六病院のなかでは、一九五八年の都立清瀬小児病院が初めであり、その後、一九六五年の国立小児病院、一九七〇年の神奈川こども医療センターや兵庫県立こども病院が設立され、子どもの医療の中心施設として「こども病院」が認められてきた。この流れに乗って初期から、小児専門病院で長いあいだ働いて、子ども専門の外科医者を目指してきたが、振り返ってみると、その目指すところが年月とともにだいぶん変わってきた。

若き小児外科医の頃、外科医の仕事は注射をし、手術をし、痛めつける「虐めっ子」のようではあるけれども、未熟児・新生児をはじめとする小さな病める子どもたちにかせられたハンディキャップを少しでも早く取り除いてあげることが使命であると思い、周りの事柄にはあまり目を配らず、ひたすら努めてきた。子どもと仲良くなることも仕事の大きな部分と考えており、また、元気になってキャッキャッと喜んで笑っている子どもの顔を見ることが楽しみであり、最大の報酬でもあり、精神的な癒しの糧となっていた。

しかし、いくつかの印象的な症例に出会い、私は愕然とさせられた。

その一つは、外径三㎜の細い小児用の胃ファイバースコープが試作された二十五年ほど前の経験である。——二歳になったので山形の山村から所沢のおじいちゃんの家へ初めて遊びに来た女の子のこと。大喜びではしゃぎ遊んでいたが、翌日になって食欲が落ち、三日目には吐血があり来院した。内視鏡検査で胃角部に典型的なストレス潰瘍があった。「こんなに喜んでいるのに……。どこに、どんなストレスがあるんだろう」と驚いたが、その後の経験で、生後〇日の新生児から胃潰瘍ができて吐血することもあるのがわかってきた。

大人にはわからない子どものこころの動きがあることを身にしみて感じさせられた。

もう一つもやはり二十八年ほど前の経験で、新生児メレナの診断で送られてきた生後七日目の男児のこと。——腸回転異常症という病名で、小腸全体が捻れて血が行かなくなっていた。腐っていた部分を切り取ったところ、残った小腸は上下各五cm、あわせてたったの一〇cmであった。ミルクを飲ますと、ミルクのみ人形のようにそのまま排泄されてしまう。中心静脈栄養も日本ではじめられたばかりの頃で、手探りで試みながら数々の合併症を乗り越えてきたが、極端な低栄養状態が続いた。四歳になりやっと経口的に食事がとれるようになり、なんとか退院に漕ぎ着けたが、そのころに受けた心理テストでは、乳幼児期の情緒的な発育が欠如しており、年齢に比べて大人ずれしているとの回答をもらった。重症者で、長期入院でもあったので、看護婦さんたちとともに気を配り、特に気持のうえでは気にかけてきたつもりであったが、心理テストの結果が示すように、子どもの心理状態は医者・看護婦だけでは理解できないものであることを、身をもって体験させられた。

「子どもの病気は、ただ治ればよいのではなく、精神的・心理的な影響を配慮しなければならない」などといわれて久しく、スキンシップが大切で、入院はこれに反するということで母親の付き添いや日帰り手術を推奨する意見もある。しかし現状では、子ども病院は完全看護であり、病気を治すことが優先されている。心理的な影響は、わかっているつもりだと偉そうに言ってはいるが、独り善がりであることを痛感させられてきた。

また一つは小学校六年生の女児のこと。――肝臓癌であった。手術などを行ない、私はいろいろつらい思いをさせる虐めっ子であったが、お友達にもなってもらえた。……八方手を尽くしたつもりだったが、再発して、中学校の入学式にかろうじて出席しただけで、すぐ亡くなった。……この子の最後の言葉が『先生、なんで大人は嘘をつくの』であった。最後の最後まで、嘘を承知で、死のことなど素振りにも見せず、明るく振る舞っていた、この子。そのこころの負担を考えると……これには堪えた。

このような経験を重ねてくると、子どもに教えられることが多くなり、「虐めっ子」の医者に付き合いながら病気を克服しようと戦っている子どもたちが、なにを考え、なにを欲しているのかを読み取ることの難しさ、大切さが朧げながらわかってきた。「なぜ小児外科医になったのか」と聞かれると、「大人は嘘をつくけれど、子どもは嘘をつかないから」などと応えてきたし、「子どものお医者さんは、子どもの心理も理解できなければ一人前ではない」などと偉そうに言ってきたが、子どもに教えられるたびにそれが恥ずかしくなるとともに、小児専門の臨床心理士による分析・治療の必要性を実感させられてきた。

医学が進歩し高齢化が進むとともに、介護保険をはじめ老人の医療はかなり手厚く行なわれるようになってきた。その一方で子どもの医療環境は、病院では採算の合わない小児科を閉鎖し、開業している小児科医も減少し、小児の介護施設も不足している。そのような悪条件が重なっているために、子どもを診療するのはいまだに、子どものこころや病気に不慣れな医者にゆだねられることが多い。小児の医療環境はいまだ冬の時代を脱していない。

近年、合計特殊出生率（一人の女性が生涯に産む子どもの数）が一・三四にまで低下し、少子化傾向が高まってきているためか、小児の医療にやっと目が向けられてきた感もあるが、働く母親のための保育所の増設などがとりあげられているに過ぎず、どこまで子どものこと、特に精神的にも肉体的にもハンディを負っている子どものことがわかっているのか、心配でしかたがない。

ものの本によると、子どものこころの健全な発達には乳幼児期の育児環境が大きく関わっているとされている。〇歳児では、お乳を欲しがるのと同じように母親への依存があり、肌の触れ合いを通じた両親などとのスキンシップがこころの栄養となっていて、この時期の「こころの栄養失調」が情緒不安定・順応不全、表情に乏しいなど性格の歪みなどの原因ともなり、非行への第一歩になるのではないかとされている。二、三歳頃になると、自我に目覚め、自己主張をするようになってくる。「三つ子の魂、百まで」といわれるように大切な時期で、友達をつくり、子ども社会をつくり、こころの触れ合いから相手の気持や立場を理解できるようになり、ルールを守ることなど強調性が養われてくる。五、六歳頃になると、個性が発達してきて、自負心や優越感から競争意識が出てくるとされている。そして学童期になると、個人差が大きくなってはくるが、両親や学校など周辺の環境から知識を学び自己を確立していくとされる。

このような子どもの健全な精神的発育が、現在の環境からみると、健常な子にとっても難しくなっているようである。ましてや、先天性の心疾患・腎臓疾患・代謝疾患など慢性的な疾患をもつ子どもでは、両親の精神的な負担も大きくなり、子どもへの関わりが強ければそれだけ親の精神状態がその子に影響してくる。そのうえに注射・手術・長期入院などによる影響が加わってくるのだから、小児病院に来る子どもたちは多かれ少なかれ、精神的なハンディも負っているといえる。

都立清瀬小児病院にも一九七〇年代後半から臨床心理士が勤務するようになり、年々その必要性が高まり、相談ケースが増加してきている。初めは特定疾患の子どもに限られていた臨床への関わりも、範囲がどんどん広がり、虐待児・不登校など、学校や医療相談・看護相談などとの連携で進めていく仕事も増えてきており、臨床心理士の活躍の範囲も飛躍的に広がって、期待される職種のひとつとなっている。

阪神・淡路大震災以来、ＰＴＳＤという言葉が市民権を得て、子どもにも用いられてきており、「一日でも親から離れることは子どもの精神面での傷になる」などとさえ言われるようになると、小児病院に入院する子どもは全員、外来で注射・採血を受ける子どもはみんな、精神的なケアが必要ということになる。

では現状の小児医療のなかではどうか、と考えると、小児専門医療施設では、小児専門の臨床心理士の必要性を強く感じて、彼らが活躍しているところが増えてきてはいるが、小児医療全体からみると微々たるものである。臨床心理士の仕事は発展途上であると言わざるをえない。

現在の医療体制からみると、大人の医療が中心であること、病気の治療が優先されること、小児専門の精神科医がきわめて少ないこと、心理相談が保険点数に計上されておらず収入に結びつかないこと、などなど、これからのハードルはたくさんありそうである。少なくとも、小児病院のなかではどうかと考えると、そこでの位置づけを明確にすることから始めなければならない。同じように相談を受ける部門である看護相談は看護科に属し、医療相談は、難病の手続や各種施設・児童相談所などへの窓口として事務・医事課に属し、理学療法士は整形外科に属するが、臨床心理士は守備範囲が広く臨床全体に及ぶので、小児精神科のない病院では一つの科に属しにくい。それも、発展しにくいことの大きな要因となっているかと思われる。

小児病院も設立されてから三十年以上を経て、小児医療に対する時代の要求によって、改築・変更の時期がきている。国立成育医療センターが近年開設されるように、子どもに合わせた環境で子どもを預かり治療する、という独立した子ども専用の病院から、お母さんのお腹のなかにいるうちから診断・治療をすることが加わるような、母子ともどもの病院へと変わってきており、成人の大病院に隣接し連携をとるのが望ましいと考えられてきている。

このようにして、単に子どもの疾病の治療ではなく、総合的にアメニティを考えることが強調され、母子ともに精神面からも数々の配慮がされるようになってきていることは、小児の臨床心理士には追い風になっており、これからは、小児病院で行なう子どもの疾病・精神の両面での治療の一面を担う、という役割が課せられてくるものと思われる。

第二章

老いの場に携わる心理職

黒川　由紀子

老人医療の特徴と現状

老人医療の歴史

ことさら「老人医療」という枠組みでくくらなくとも、医療のあらゆる場に、老人は登場してきた。老人は、たとえ正常な老化の過程を歩んでいたとしても、複数の持病をもつことが決して珍しくないからである。しかしながら、平均寿命の短い時代には、老人医療の問題が今日ほど特別な注目を集めることはなかった。

近年、医学の進歩によって平均寿命が延び、老人の医療問題は、国の財政問題と絡んで大きくクローズアップされるに至った。病院の待合室の大部分を占める老人をどうするか、膨張する一方の老人医療費をどうするか、老人やその家族が安心して暮らせる社会をいかに実現するか、といった問題がさまざまな角度から議論されるようになった。老人を支える国の制度としても、老人医療をその保健・福祉と切り離して考えることの限界に突き当たり、医療・保健・福祉の施策をより包括的・統合的に検討する動きが生じた。すなわち、急性期の医療は医療保険で扱うとしても、慢性期の老人をどうサポートしていくか、療養や介護を必要とするが手厚い専門的な医療は不要の層を支えるシステムをいかに構築していくかを検討することが国全体の課題として浮上した。

このような背景のもとに、従来の医療保険とは異なるしくみとして、二〇〇〇年四月から、介護保険制度が導入された。介護保険制度は、寝たきりや痴呆症、老化に伴う障害などにより、介護が必要になった老人を、個人（従来、主として女性）ではなく、社会全体で支える新しいしくみとして始まった。実際の財源としては、四十歳以上の国民が支払う保険料の割合が五〇％であり、国（二五％）や地方自治体（都道府県一二・五％、区市町村一二・五％）の財源が、残りを占めている。

医療保険制度と並行して、介護保険制度が創始されたものの、医療保険と介護保険の区分、介護保険の対象、要介護認定の方法などをめぐって、さまざまな議論があり、いまだに国民のコンセンサスが得られたとはいえない。しかしながら、これまで老人の医療や介護の問題が、これほど多くの国民の関心を集めたことがなかったことを考えれば、老人の医療・保健・福祉の問題がいっきに明るみに出され、議論の対象となったことは評価できよう。

人が年齢を重ね、一方で精神的に成熟の過程をたどったにせよ、その一方で、身体的には多かれ少なかれ衰退・喪失の過程を歩むことが避けられないのは、生物としての人間の宿命である。ギリシャ・ローマの時代より、あるいはそれ以前より、不老長寿を「夢」としてきた人間が、一部の先進的な国々に限られるとはいえ長寿を達成した現在、「老い」の問題にいかに対処するかは、人類全体の大きな課題とさえいえよう。いかに病や障害と折り合いをつけていくか、周囲がそれをどのように支えていくかという問題は、人がいかに生きるか、いかに死ぬか、という極めて重要な哲学的問題を含む。したがって、制度のありようを検討する際には、現実的な問題とともに、哲学的問題を正視し、世代を超えて議論を深めるべきであろう。

老人医療の場

老人医療の場は多岐にわたる。ここでは、その主な場をいくつかとりあげよう。

先に指摘したように、老人医療の枠組み自体が変化してきており、従来、医療保険が受け皿となっていた分野の一部が、介護保険制度のなかに吸収されつつある。そこで、以下にあげる場は、新しい介護保険の枠組のなかで立ち上げられたもののうち、医療色を有する機関も含む。

総合病院・大学病院など

総合病院や大学病院は、複数の診療科を有し、老人が包括的な専門的医療を受けられるという利点がある。一方、専門的な治療を必要としない場合、すなわちプライマリーケアについても、総合病院・大学病院が担うケースが多く、専門分化できていない点が日本の特徴であり、平等な機会を提供する利点がある反面、老人が待合室にあふれ、待ち時間の長期化を招く弊害も生んでいる。

総合病院・大学病院で心理職が配置されている病院はあるが、主として精神科に限られており、心理職がいても、必ずしも老人の心理臨床の訓練を受けていないことが問題となっている。精神科以外の診療科でも、老人に対する心理的アプローチが必要なケースは少なくなく、リエゾン体制の整備・心理職の拡充が課題である。私が大学病院に勤務していた折には、歯科口腔外科・整形外科・内科など、さまざまな診療科からコンサルテーションやカウンセリングの依頼がきた。患者の訴えと検査所見が一致せず、医学的に問題がないわけではないが、心理的問題が症状を過剰に増幅している例が、老人の場合には目立ち、より系統的に心理的コンサルテーションを提供できる体制の整備が望まれる。

一般開業クリニック

一般開業医は、老人にとって家庭医としての機能を果たしている。総合病院・大学病院に比し、地域色が濃く、長期にわたって老人の健康状態や病歴を把握でき、一般開業医がプライマリーケアを担う意味は大きい。また、物理的にも心理的にも身近な存在であり、老人がアクセスしやすい利点がある。とくに都市部以外の過疎地域で、大病院が身近にない地域の老人に対し、一般開業医が昔から果たしてきた役割は小さくない。また、こまわりがきき、地域性にあった老人医療のニーズを満たせる点で、有床診療所のもつ意味も大きい。

心理職は、精神科クリニックには配置されているところも多いが、その他の診療科で、心理職がいるところは稀である。

老人専門外来クリニック

老人は複数の問題を併せもつことが多く、身体科診療・精神科診療・心理的アプローチが、統合的・包括的に提供されることが望ましい。また、現在の老人医療に欠けている、ゆるやかな枠組のサポート機能、あるいは予防的プログラムが、アクセスしやすい外来クリニックで拡充されることも意味があろう。こうしたことから私たちは、新宿一丁目に、老人専門外来クリニックと、高齢者の交流スペースとしての「ユリの木クラブ」を開設した。大部分の高齢者は、特別大きな障害を持たないかわりに、特別元気でもない。こうした普通の老人と自然にさりげないかかわりをもてるしっとりとしたスペースとして、少しずつ成熟することが期待される。心理職は常勤・非常勤あわせて六名いる。高齢者に対する意味ある先進的なアプローチを提供する場として注目を集めはじめている。

老人病院（介護型医療施設）

老人病院とは、急性期の治療が終わり、病状が安定しているが医療と療養を要する老人のための施設である。医療保険適用と介護保険適用がある。慢性期の老人は平均年齢が高くなる傾向を持ち、慢性期でも病状が重く、医療的なかかわりが必要な老人も多い。

老人病院で心理職をおくところは、多くはないがある。とくに精神病院が運営する老人病院には、心理職が配置されている所も少なくない。私は老人病院で定期的に仕事しているが、おもな仕事は、集団精神療法の施行・スーパーヴィジョン・カウンセリング・心理検査・職員研修・対応困難な患者に関するコンサルテーションである。

老人保健施設（介護老人福祉施設）

老人保健施設は、病状が安定している人が、リハビリや医療・介護サービスを受けて、家庭復帰のための訓練をする施設と位置づけられる。通所リハビリテーションやショートステイも行なう。実際のところは、家庭復帰できる人の割合は高くなく、退所後、ほかの施設や病院に移るケースも多い。

老人保健施設で、心理職の雇用枠をもつところは皆無に等しい。もちろん介護職・管理職として心理職が雇用されている例や、非常勤で心理職がかかわって実績をあげている例もあるが、量的には不充分である。私も非常勤として、老人保健施設においてスタッフとともに心理的アプローチを行なったり職員研修にあたった経験がある。身体的なリハビリ同様、心理的なリハビリにもさらに力を入れていかねばならないと考えるところである。

その他（デイケア、家庭を訪問するタイプ）

このほか在宅老人に通所しながらリハビリテーションを受ける機会を提供するデイケア、医師による往診、訪問看護、訪問リハビリなどがある。

在宅医療の枠組のなかで心理職の位置づけはなく、心理職が訪問するのは、必要に迫られてのボランティアとなる。しかしながら、家庭から出られない老人のための心理的アプローチは、今後ますます必要性を増すだろう。訪問カウンセリングの普及も課題である。

こころのケアの役割

老人心理臨床とは

新しい領域である

老人医療の臨床現場は古くて新しい場である。古いというのは、医療の現場には昔から老人があふれていたからである。あらためて老人医療が注目されるようになったのは、高齢人口が増加し、老人問題が社会の注目を集めはじめた最近のことである。

介護保険が創設され、これまで老人医療、老人介護に対する特別な関心をもたなかった医療機関が、次々と老人分野に進出し、現在、「老人」領域は一種のブームであるとさえいえよう。

心理職の反応ということでは、ほかの職種に比して相当時間差があったとはいえ、すこしずつ老人心理臨床に関心をもつ者も増えてきた。日本心理臨床学会において、高齢者の心理的支援を検討するために、高齢者支援専門委員会が創設されたことも、象徴的な出来事であった。心理臨床学会での老人を対象とする発表も、全体から見ればわずかであるが、年々増加している。

包括的アプローチが不可欠

これまで、くりかえし述べてきたように、老人医療の現場においては、多職種による包括的アプローチが不可欠である。老人患者のニーズに一つ一つこたえようとするうちに、おのずとチームができてくる場合もある。それは、総合病院でほとんどすべての診療科をまわってくる老人がいることからも理解できよう。

チーム医療が自然に組める面も

老人のニーズが医療・保健・福祉にまたがり多岐にわたっていること、介護保険によりチームアプローチが促進されたことにより、老人領域においては、クライエントを中心に、自然にチームが組まれる状況にある。心理職はシステムのなかに位置づけをもたないことがネックとなっているが、視点を変えれば、老人心理臨床に携わる心理職は、チームの他職種と関係をとりながら仕事を進めていかなければならない必然性があるので、チームで仕事を行なうセンスを磨く機会に恵まれているともいえる。カウンセリングルームのなかで自己完結することは許されないので、かえって多分野のなかでもまれて視野が広がるという側面もあろう。

身体的介護・器質性の疾患への対応

老人は、心理的なかかわりがおもな課題であるケースでも、身体的な問題をもつ例が多く、器質性の疾患への対応・身体的対応・介護の問題への対応が迫られ、しかも緊急性の高い場合が多い。

心理職は身体的領域の専門家ではないが、老人医療で心理臨床に携わる以上、最低限の身体的変化に対する見立て、器質性疾患や症状に関する基礎的知識を有することが望ましい。専門外のことについて、各々の専門家に紹介すべき状況や時を見極める必要がある。

こころを突出させて扱えない

老人医療の現場で心理臨床に関わろうとする際、「こころの問題」のみに焦点をあて、ほかの領域の問題と無関係に動くことは、ほぼ不可能であるし、それはまた意味がない。先に指摘した諸問題とも関連するが、つねに包括的な視点、老人をとりまく全体的布置を視座に入れる必要がある。これこそが老人心理臨床の難しさであり、醍醐味でもある。

こころへの対応はきわめて重要

現在、老人の身体的ケアに関するサービスは整ってきたが、「こころの問題」への理解と対応は、まだまだ不充分である。高齢夫婦が離婚の希望を真剣に訴えても、「なにをいまさら……」と、真剣にそのこころと向き合ってもらえない。人は、日常的・現実的出来事に忙殺される人生前半より、むしろ後半、とりわけ人生の秋に、その内面と真に向き合い、こころの問題が大きな比重を占める、という事実と逆行している。老人医療における精神的なケア・こころのケアがきわめて重要である事実を直視する必要があろう。

チーム医療・地域臨床の実際

老人心理臨床においては、複数の問題が絡み合って生じることが多く、チーム医療を円滑にすすめることは、老人の心理に関わっていくうえできわめて重要な課題といえよう。

私はこれまで臨床心理士として、高齢者関連機関において、さまざまなかたちで、さまざまな職種とチームを組んで仕事をしてきた。ここでは、チームワークを円滑に機能させるための工夫、役割や課題について、私の経験に基づき、できるだけ具体的に述べてみたい。

チーム医療のための具体的な工夫

グレイゾーンで踏ん張る力

チーム医療には、グレイゾーンがつきものであることを自覚することが大切である。「チーム医療は難しいものだ。なりゆきにまかせていれば、壁にぶつかるのが自然」と、覚悟を決めて壁に立ち向かうことである。

チームでクライエントにかかわろうとすれば、当然のことながら、クライエントをとりまく人間関係は複雑になる。クライエントにかかわるチームメンバーが五人いるとすれば、一対一より、一対五の関係が複雑になるのは当然である。しかも、クライエント一人対チームメンバー五人の関係に加えて、チームメンバー五人どうしの関係が絡んでくる。さらに、高齢のクライエントの背後には家族がおり、関係が錯綜することとなる。家族といっても、クライエントが子どもであれば、その家族は両親もしくは片親が中心となるが、高齢者の場合、複数の子どもたちとその配偶者が等しく関与する可能性をもち、家族の人数が多くなり、関係も込み入ってくる。

たとえば父親の介護をする女性のストレスを巡って、その母親と夫と本人の心情が微妙に絡み合っている例。女性の母親は、みずからも心臓病を患いつつ、やっとの思いで来院し『娘は、旦那の両親のお世話が毎日大変で……だからストレスで、精神的にまいってしまったんです。娘の主人があまりにも気がきかない』と語る。夫は、忙しい仕事の合間を見つけて来院し『母親があれこれと、いちいちうるさくて、それで、妻はまいってしまったんです』と言う。話を聴いていると、夫も母親もそれぞれに、本人を心配し、本人のことを思っている。本人自身は、あるときは『夫とは離婚をしたい。ぜんぜん理解してくれない。もうだめ』と語る。別のときは『やっぱり、いちばん信頼していた人。自分の問題については、夫にあまり話さなければいいと思う』と語る。この三人が、ときに同時にクリニックに来院することもある。そしておのおのが心理士と話したいという。互いの主張がぶつかりあいながらも、完全にぶつかっているわけではない。最初に来院した人に焦点をあわせる、という理屈ではすまされない。犯人探しをして誰かを悪者にしてみても、なんの解決にもならない。このようなときは、もちろんケースバイケースではあるが、必要があれば一回の面接時間のなかで、さりげなく了解をとりつつ、三人と別々に面接をしたり、合同面接をしたり、個人心理療法・家族療法のあいだを行ったりきたりすることもある。

チームで仕事をしようとすると、自分一人の意志や努力では事が進まないという事態に、たびたび遭遇する。いわば、白黒つけがたいグレイゾーンに留まることになる。グレイゾーンに留まるには、相当なエネルギーを使う。こんなとき、自分自身が困難なグレイゾーンにいることをあらためて意識化し、そのなかで踏ん張る力をつけることは、心理療法家としての力を養うことにも通じる。

うまくいかないことを周囲のせいにしない

チームの一員として自分なりに孤軍奮闘しながらがんばり、それでもうまくいかないと、人は、しばしば周囲のせいにしたがる。「だれそれの理解が足りないからだ」「クライエントの病態が重すぎるからだ」「心理の重要性を理解できないからだ」「適切な部屋がないからだ」などと。

こんなとき、相手を変えようとすればするほど、相手は決して変わらない。周囲を非難し責めるまえに、自分がとった方法やあり様を振り返って、どこかまずかった点はないか、独りよがりだった点はないか、改善すべき点はないかを冷静に考え、歩み寄る可能性を模索するほうがずっと生産的である。自分の工夫で事態が好転する経験をもつことは、専門職としてのささやかな自信につながる。相手や周囲が変化してうまくいった経験は再生産できないが、自分の工夫や変化は再生産できるという点も見逃せない。

迷ったときはクライエント中心

チームメンバーにばかり配慮し、肝心のクライエントがおろそかになってしまっては、本末転倒である。判断に迷ったときは「クライエント中心」の原点を思い出し、クライエントの利益を第一に考えて判断することである。抽象的に「どうあるべきか」を議論するより、目の前にいるクライエントの具体的な問題を正視し、具体的なレベルで判断することが望ましい。

たとえば、「守秘義務を守ること」と、「チーム内の情報の共有化」のあいだで迷うとき。抑うつ的なクライエントの心理療法をしていて、自殺企図があり、明らかに生物学的要因がクライエントの状態に大きな影響を及ぼしており、薬物療法の併用が効果的とみなされるといった場合、「ドクターに相談しようか、しまいか」迷う。こんなとき、守秘義務を金科玉条と思い込んで一人で抱え込むのは、クライエントの利益に反する。その反対に「クライエントの利益だから」と、了解も得ずに、迷うことなく医師に相談してしまうというのは、その後の治療関係をそこなう可能性があり、長い目で見てクライエントの利益にならない。そこでも、グレイゾーンにふみとどまる覚悟が求められる。

チーム医療におけるグレイゾーンで迷うのは当然であるが、「クライエント中心」に、できるだけ多くの選択肢を考える力を育みたい。自分なりに考え抜いて、真にクライエントの利益につながることであれば、説明をし、了解を得て、より良い治療を選択する道をともに模索できよう。

チームメンバーもクライエント

チームメンバーは、形を変えたクライエントともいえる。老人医療やケアの現場は、つねにクライエントの衰退・喪失・死と向き合う「燃え尽きやすい」職場である。チーム医療において、揺れ動くチームメンバーの気持を汲み取りその心理的安定をはかるのも、心理職の大切な役割である。もっとも、「あなたのこころを支えます」と押し売りしても、誰も聞く耳を持たないだろう。そのためには、日常場面でさりげなくチームメンバーを支えつづけ、そのような役割を任されるだけの信頼関係を構築することが先決である。チームメンバーもクライエントと心得、まずは時間をかけて関係をつくり、信頼を得る必要がある。とはいえ、そのために、自分が燃え尽きては元も子もないので、みずからの精神衛生につとめるのも専門職の大切な職務といえよう。

自分がチームに貢献できることは何か

チームメンバーに対して、自分が貢献できることは何かを考えてみるとよい。自然に貢献できているときは、あらためて考える必要もないだろう。むしろ、自分の仕事やチームに対する貢献が、なにか報われていないと不満を感じ、チームメンバーがもっと自分に理解を示し評価してくれてもいいのに、と思うときほど、立ち止まって、思いきって発想を変えてみる必要がある。相手に期待するよりも、「自分が貢献できることは何か」を無心に模索することで、遠回りなようでも、結果的に相手の理解を得る道が開ける。

たとえば、対応困難な問題をもつ痴呆症の患者さんのケアに、病棟スタッフが困って立ち往生していた例。

この女性患者は、靴を脱ぎ、裸足で徘徊し、他の患者さんにむかって大声で『だめじゃないの』とどなりつけるような攻撃的言動が目立っていた。病棟婦長から「カンファレンスのとき十分くらいの時間でコメントをしてください」との依頼を受けた。その日初めて会う患者のコメントを、しかも十分では……とためらいつつも、「よし。果たして有益な助言ができるかどうか心配だけれど、できるだけのことは」と覚悟を決めた。とても心理検査ができる状況にはない。まずは患者さんと会って話をする。といっても痴呆症がかなり進行しており、なかなか話にはならない。しかし、じっくり丁寧に接しているとすこしずつ、『縛られちゃった。いや』『うんこ。たらして、ほんとにみっともない。やだねえ』と語りはじめる。カルテを読むと、まえに入院していた病院で抑制されていたことが記載されている。また、失禁があったこと、それをめぐって騒動があったことも記載されている。患者さんのつぶやきの背後の意味が、次第に浮かび上がる。恥、積年の自尊感情の傷つき、怒り、寂しさなど。

カンファレンスでは、まず、対応困難な患者をこれまでのどの医療機関よりも丁寧に支えている(もちろん抑制もしないで)スタッフをねぎらい、患者さんについて、こちらが患者さんから話を聴き、患者さんに触れ、観察し、カルテを読み、理解し得たことを伝えた。また、この患者さんと接するスタッフの心理を推測しつつ解説を加えた。続いて、ケア改善の可能性についていくつかの選択肢を提案してみた。するとスタッフが『なるほど。いままでは、ただただ問題行動が激しいと思って、困惑し、何をやってもうまくいかないと、おろおろして、しまいには患者さんに対して、罪責感とうらはらに、攻撃的な気持をいだいていたように思います。コメントをきいて色々気づき、「ああ。そうだったのかあ」と、患者さんを理解し、ずっと気が楽になりました』と感想を述べた。その後、すべてのスタッフが、その患者さんの心理と行動について共通の理解をもって、落ち着いて対応するようになり、患者さんは、以前と比べてみるみるうちに穏やかになり、『ありがたい。ここではね。みなさんがやさしくしてくれる』と語るようになった。

互いに負担の少ないコミュニケーションを

コミュニケーションが大切なことは、誰でもよく理解している。ただし、「いかに」という点で、詰めと工夫が足りないことがしばしば問題となる。高齢者ケアにあたる医療チームのメンバーは、どの職種もきわめて多忙であることを肝に銘じ、チーム内のコミュニケーションをいかにはかるかについて、相当きめこまかく配慮する必要がある。「どのような手段を使って」、「どの程度の情報を」、「いつ」流すか。電話・手紙・ファックス・電子メイル・直接会って話す……、それぞれの一長一短がある。非常に重要なことについては、会って話すのが望ましい。相手の使用する手段を使えば無難である。たとえば、ファックスにはファックスで、電子メイルには電子メイルで、という具合に。ただしプライバシーに配慮しなければならない内容を安易にファックスで流してはならない。相手が診療・訪問・会議などで手が離せない状況にある可能性が高いのに、むやみに電話をかけることは慎むべきであろう。もちろん緊急性の高い事態が生じたときはやむを得ない。電話をかけ、『急ぎの用件がありますが、いつかけたらいいでしょうか?』とたずねたうえで、相手の返事を待つ。

記録のつけかたとも関連するが、伝えあう情報量についても一考の必要がある。伝える情報は多ければ多いほどいいというものでもない。心理職はやたらに長いレポートを書く傾向がある。少なすぎる情報も危ういが、多すぎる情報は、それが読まれなければ無に等しい。臨床の現場では簡潔さも要求される。つぼを押さえ、必要にして充分なコミュニケーションをはかるための訓練が必要である。

ジャルゴンを排し共通言語を磨く

チーム内の他職種と円滑なコミュニケーションを図るためには、共通の言葉で語りあう必要がある。ところが、ある世界に長く浸っていると、知らず知らずのうちに、日常語とはかけ離れた業界用語を、時・場所・相手にかまわず使うようになる。しかも多くの場合、自分の使う言葉の一部が相手に通じない専門用語であるという自覚もないので、訂正するのは至難の業である。さて、どうしたらよいのだろうか。

できるだけ広い世界の人と話すようこころがける。それも、忌憚のない意見を交わせる関係をつくり、批判を受ける機会をもつこと。さらに、他職種の前でプレゼンテーションを重ねると、ずいぶん鍛えられるだろう。といっても、話しっぱなしでは進歩がない。自分のプレゼンテーションに対する辛口の批評、フィードバックを受ける機会を進んで求める。批評に対して防衛的に身構えず、開かれた態度をもつことが重要である。専門用語で防衛せず、自分の身体をくぐり抜けた生きた言葉で語るよう、つねにこころがけたい。

チームメンバーの専門性を体感し尊重する

自分の職種の専門性を自己主張するばかりでなく、他職種の専門性を体感し、こころから敬意を払うこと。そのためには、自然に頭が下がり、尊敬できる他職種に出会う体験を重ねること。私は幸い、多くのすぐれた他職種の専門家に出会い、目から鱗が落ちる体験を重ねてきた。自分の限界を知ることで、かえって自由になり、謙虚な気持になることができた。自分が生き生きと専門性を発揮できるのは、「看護婦さんやドクターが医療領域のことがらを、しっかりおさえてくださっているおかげ」「自分がいない二十三時間を、ヘルパーさんや介護職の方が、しっかりケアしてくださっているから」、グループがうまくいくのは、「レクワーカーが、自分にはない味と専門性を出してくださっているから」という深い自覚と感謝の念を抱くことができれば、それはおのずと相手に伝わり、互いに尊重しあういい関係が生まれるだろう。「自分が力を発揮できないのは、看護婦がわからずやだから」「心理の仕事こそいちばん重要なのに、どうしてわからないのだろう」などといった自己中心的な発想から脱却する必要がある。

専門性を磨く努力を怠らない

メンバーの力が対等なチームは理想である。実力のある人の言葉に、チームメンバーは自然に耳を傾ける。そこで、専門職としてみずからの専門性を深め実力を磨く努力は、何にもまして重要である。臨床の仕事にゴールはない。つねに研修の機会を求め、自己研鑽につとめることを怠ってはならない。

チームのなかの心理職

現在の職場における役割の概要を、臨床的な業務を中心に、以下に列記する。

心理的アセスメント

老人心理臨床において、包括的なアセスメントを行ない、なるべく多層的にクライエントを理解し、治療やケアに結びつけることは、きわめて重要な課題である。そのなかで、臨床心理士は心理的アセスメントを行なうことを期待されている。最近、大学病院に勤務されているあるドクターが、『お年寄りのアセスメントを心理職に依頼すると、「検査にのりませんでした」「検査不能です」という返事がかえってくることが多いんです』とおっしゃるのを聞き、深くため息をついた。

心理的アセスメントは心理職の義務である。少なくともチーム医療の場では、求められたときに、何らかのかたちで、自分なりの心理的アセスメントをしなければならないと思う。全員にWAIS-Rを施行すべきだ、ロールシャッハを施行すべきだ、と主張するつもりは毛頭ない。相手の認知機能のレベル、知的機能のレベル、体力、その日の調子、モチベーション、その他いろいろな要因を検討し、一人ひとりのクライエントにあった方法を吟味し、治療やケアの質を高めるためのアセスメントを行なう。構造化された検査が最善という場合もあろうし、観察評価が望ましい場合もあろう。会話をしながら自然にさりげなく評価することもできる。クライエントによって描かれた一枚の絵が多くの知見をもたらす可能性もある。アセスメントの結果を一人歩きさせてはならない。本人・家族・チームメンバーからの情報や対話とつきあわせながら、治療やケアに生かしていく。

カウンセリング

老人がみずからカウンセリングを求めて来所するケースは年々増えている。一方、家族が心配して、「親や配偶者にカウンセリングを受けさせたい」と連れてくるケースも少なくない。このほか、介護者や専門職が、介護に伴う心理的問題を感じてカウンセリングを希望する例もある。重度の障害をもつ入院患者に対しては、従来の枠組を越えたかたちをとらざるを得ない場合がある。短時間のベッドサイド・カウンセリングなどがこれにあたる。こうしたかかわりをカウンセリングといえるかどうか、という批判もあろうが、いわゆる古典的な枠組みを守ることを優先させ、こちらの枠組みにクライエントを無理にあてはめることがクライエントの負担を増す事例では、枠組みを変えることの意味を自覚したうえで、臨機応変の対応が必要である。また、家から出られないクライエントのためには、訪問カウンセリングの可能性も検討したい。

集団心理療法

私たちは、痴呆症の高齢者、抑うつ状態の高齢者に対する集団心理療法を、多職種のチームで行なってきた。技法としては、認知療法・回想法・支持的心理療法・コラージュなどを用いている。チームを組む職種はそのつど異なるが、これまでともに集団心理療法を施行してきた職種は、医師・看護婦・レクリエーションワーカー・介護福祉士・ソーシャルワーカー・作業療法士などである。ともにグループを行なうことで、チーム内の多職種間の理解が深まり、互いのギャップを埋めながら壁をのりこえるなかで得たものははかりしれない。これまでの経験から、多職種による集団心理療法は、チームトレーニングとしてもきわめて意味が大きいと考える。

病棟におけるコンサルテーション

婦長・医師の要請で、病棟において、看護・介護の困難な患者への対応法に関してコンサルテーションを行なうことも、心理職の役割のひとつである。心理職に依頼がくるケースに容易な事例はまずなく、最困難事例ばかりがあがってくるので、そのたびに期待にこたえられるかどうか緊張を強いられる。ベテランの看護婦・医師にとって困難なケースは、臨床心理士にとっても対応困難である場合が多い。しかしながら、短時間のカンファレンスの時間枠のなかで、すこしでも有益な助言を提供できるようチャレンジすることは、心理臨床家として、貴重な自己訓練の機会となる。

なお、コンサルテーションを行なうにあたっては、「これまでのスタッフの労をねぎらう」「スタッフの話をよく聴き、無力感を理解する」「患者に対する心理的理解を深める知見を、長い人生史を視座に入れつつ伝える」「看護・介護などのケアで問題を解決することには限界があること、言葉を換えれば、すべてを看護・介護の質との因果関係でみないほうがよい場合もあることを伝える」「心理の立場から判断して、改善の余地があればできるだけ多くの選択肢を伝え、通常業務のなかで実現可能か他の意見はないかを現場と話しあう」、といったことをこころがけている。

ボランティアの養成

老人臨床の領域では、ボランティアの養成が大きな課題のひとつとなっている。

私は、阪神淡路大地震の被災者支援の一環として、高齢者ケアに関するボランティアの指導を要請されたことを機に、高齢者のこころのケアのボランティア養成およびその組織化に五年前から関わり、現在も継続している。ボランティア養成のための研修プログラムは、話し合いや実技を多く持つことを念頭におき、二十人を上限に、隔週・通年の講座とした。「ボランティアとは」「高齢者の心理」「カウンセリングの基本」「痴呆症の理解」「うつ病の理解」「高齢者のレクリエーション」「回想法の実際」「話をよくきくために」などの講座と並行して、高齢者ケア機関の見学、見学報告の機会も設けている。現在、講座の卒業生をコーディネーターとして組織化を行ない、ネットワークが広がっている。

組織のマネジメント

現在の職場において心理部門の責任者である私にとって、組織のマネジメントも重要な仕事のひとつである。中間管理職として、スタッフの協力を得ながら、業務の整理・役割分担の明確化・種々のミーティングの開催・心理臨床に関する勉強会の運営・スーパーヴィジョン・新規プログラムの計画などにあたっている。受容的・共感的姿勢の育成を柱とする教育を受けてきたので、マネジメントに要する「指示・直面化・切断」の心性が未発達であることを痛感することもあるが、これも一種の自己訓練の機会と感じる。

その他

このほか、他機関・外部組織のコンサルテーション、精神病院協会・ホームヘルパー協会など他団体の教育、研修を行なうことも少なくない。他流試合の機会は、自分をより広い世界でポジショニングするうえで有意義であり、これらも無理のない範囲で行なっている。

課　題

ニーズにこたえるいい仕事を重ねる

心理職は一般の人々にとってまだまだ遠い存在であるようだ。「どうも敷居が高い」「もっと身近になって欲しい」という声を聞く。もっとも、この数年のあいだに地域で開業する心理職も増え、以前よりはずっとなじみやすい存在になっているのではないかと考える。心理職の仕事が社会に評価され、働く環境や場所が整備されるためには、なによりも、クライエントのニーズにこたえるいい仕事を重ねることであろう。自分で自分の重要性を主張しても説得力がない。今後、老人自身やその家族、他職種などにより、国民の声として、心理職が高齢者ケアチームに含まれることを心から求める声がさらに高まるよう、地道な努力を重ねることが求められる。

老人心理臨床に必要な新たな枠組み

老人心理臨床においては、痴呆症などの器質性の障害・身体障害・他の疾病の併発などにより、心理療法やカウンセリングの従来の枠組みでは対応できない場合が多いことは、先に指摘したとおりである。場所・時間などに関し、新たな枠組を丁寧に模索していくことが課題である。死を控えた老人へのターミナルケアを担う心理職に対する期待も大きい。

予防的かかわりの開発

老人の大多数は、おおむね健康に暮らしている。介護の対象ではない、こうした老人に対し、心理職はどのような予防的かかわりができるであろうか。

老人の心理的課題は、「問題に対応する」、「病気に対処する」ばかりではない。一見元気で、介護保険の対象にはならない老人のなかにも、深い絶望と孤独を感じている人は少なくない。こうした老人を、無理にはしゃぎすぎ気味の傾向のある躁的プログラムに押し込め、満面の笑顔を期待することは酷である。押しつけの生きがいを無理強いすることなく、ありのままの老人のありようを静かに丁寧に受け止める場やプログラムの開発が課題である。保健婦・訪問看護婦・往診する医師・ホームヘルパーなど、在宅医療やケアにおいて実践経験豊富な職種とチームを組み、共同でできるアプローチを検討する機会も求めていきたい。

若い人が夢をもって仕事できるような道を

若い学生が、夢と希望をもって仕事をすることができるよう、すこしでも道を拓くのが先達の仕事である。心理職の不遇を嘆くのではなく、現実の社会に根をはりながらリアリティをもって、具体的な成果を重ね、世に問うことが求められる。

高齢者ケアシステムのなかに位置づけを

心理職が高齢者ケアシステムのなかにきちんとした位置づけをもつことは、きわめて重要な課題である。現在のところ心理職によるカウンセリングや集団精神療法は、一部の例外を除き、診療報酬の対象ではないうえに、高齢者関連施設には心理職の配置もない。自己負担を支払える者しか心理療法にアクセスできないというのは不公平である。心理職がシステムのなかに位置づけを得るために、解決すべきことは少なくないが、地道な仕事を積み重ねながら、一方では、相手の立場や全体の状況に配慮しつつ、遠慮なくアピールをしていく必要もあろうかと考える。

謝辞

本稿を執筆しながら、これまで、チーム医療に関し、筆者が、どれほど多くの方々にお導きいただいたかを、再認識した。特に、ミシガン大学ターナー老人専門クリニック、ルース・キャンベル先生、同フォーク・阿部まり子先生、およびミシガンネットの皆様には、貴重な経験を積ませていただいた。記して深謝する。

参考文献

黒川由紀子編（一九九八年）『老いの臨床心理——高齢者のこころのケアのために』日本評論社
ルースキャンベルほか（一九九二年）「老人外来医療における学際的総合評価」『病院』51-11
ミシガン大学老年学セミナー運営委員会（黒田輝政・井上千津子・加瀬裕子・黒川由紀子・古瀬徹）編（一九九四年）『高齢者ケアはチームで——チームアプローチのつくり方・進め方』ミネルヴァ書房
田中耕太郎・辻彼南雄編（一九九七年）『老年学入門——これからの高齢者ケアのために』日本評論社

チーム医療と臨床心理

慶成会老年学研究所　精神科医　斎藤　正彦

臨床心理の仕事は、臨床医療のなかでもっと、もっと大きな役割を担うべきである。二十世紀後半、高度な生物学的医学の専門分化の潮流のなかで、人間が病気から疎外されるという皮肉な状況が続いてきたが、二十一世紀を迎えた今日、そうした潮流へのアンチテーゼとして、人の「こころ」が「からだ」に与える影響の大きさに、医学の関心が向いてきた。

精神科医である私は、医師になって以来二十年間、臨床においても研究においても、ほとんど常に臨床心理の専門家といっしょに仕事をしてきた。心理アセスメント・心理カウンセリングなど、精神科医療と臨床心理の結びつきの深さは、改めて言うまでもない。心療内科は、心理的な問題と身体の疾患を結びつけて考え、治療にあたる領域だから、従来から臨床心理との関連が深い。

しかしながら臨床心理と医療の結びつきは、これら、人のこころを直接の標的とする医療分野にとどまるものではない。

整形外科・リハビリテーション医学では、心身の機能の喪失を受容し、新しい能力の獲得を目指す意欲を生み出すために、心理的な援助が不可欠である。

脳の障害があれば、心理アセスメントも重要な役割を演じる。脳神経外科の領域では、昨今、従来の知能や記憶の評価に加え、より高次の脳機能障害に対する新しいアセスメントの方法が求められるようになっている。精神医学的には明らかに異常なことが起こっているのに「知能指数や記憶に問題がないから脳外科手術の後遺症はない」という紹介状を持って精神科を受診する患者は少なくない。高次脳機能障害に対する正しいアセスメントと対応は、新しいリハビリテーション医学の領域にも深く関与している。

エイズ感染者に対する心理的ケアが注目を集めているが、エイズばかりでなく、癌をはじめとする重篤な疾患の告知・治療・終末期医療などの領域でも、臨床心理の果たす役割は大きい。病気の検査をし診断をし治療を行なう医師、医師と協力して患者の心身を支える看護の役割とは別に、病気を抱えた「人」のなかには、よりパーソナルな心理的サポートを必要とする人がいる。こうした人々に対して、熟練した有能な心理カウンセラーの果たす役割はとても大きい。終末期医療では、それがホスピスのような専門の施設で行なわれるにせよ、一般の病院の病室で行なわれるにせよ、あるいは在宅のまま死を迎えるにせよ、患者と患者を支える家族のこころのケアは、医療の一部であるといってよい。

最近、話題になることの多い移植医療でも、心理カウンセラーの役割は大きい。移植を待つ人、生体移植する臓器を提供する人、脳死後の移植器官を提供しようとする人の家族、などなど移植医療に関わるすべての人が、潜在的には心理的なケアを必要としているといってよい。

小児の分野は、すでに多くの臨床心理の専門家が活躍している場であるが、従来は、障害児の養育・評価といった教育畑に偏ったきらいがあり、病院小児医療の領域ではまだまだ、充分に能力を発揮する場を得ているとは思えない。病気をもった子どもと親の心理的アセスメントは、診断のためにも治療のためにも不可欠であり、子どもを取り囲む家族・仲間たちへの心理的な支援は、成人の場合異常に、身体疾患の予後へ大きな影響を与えるだろうと推測される。

さらには、産科・婦人科の領域がある。核家族化・少子化が進行するわが国の社会で、妊娠・出産は女性にとって、従来異常に大きな心理的ストレスとなる。婦人科では、たとえば更年期における身体の変化は、性ホルモンが脳のレギュレーションに与える直接の影響ばかりでなく、より心理的な意味での女性性の変化をきたし、心理的な支援を必要とする。性的な問題でいうなら、泌尿器科における男性の性機能障害や、前立腺腫瘍切除に伴う性機能の喪失、ホルモン療法による女性化の問題なども、もっと、きめこまかな心理的な支援を必要とする。

老人医療の分野では、痴呆症のような精神機能の障害をきたす疾患のケアについては言わずもがな、一般の内科診療・外科診療における心理的な問題への対応も、若い患者以上に重要である。たとえば、高齢者の身体的愁訴のなかには少なからず心理的な要因が隠されている。こういう場合、充分な身体的な検査とともに、心理的な評価を行なうことが、診断上とても重要であるし、診断後の治療計画においても、心理的な支援が不可欠である。もちろん、身体的な原因を同定できない不定愁訴をすぐにこころの問題にすり替えることは誤りである。重要なことは、からだとこころの問題を切り離さないで、一緒に見ていく姿勢である。

その他、近年話題になることは多い。アトピーにも心理的な要因が大きく作用していることは、皮膚科専門医が共通して認めるところである。形成外科においても、心理的なアセスメントとケアは不可欠である。

こうして見まわしてみると、総合病院のなかで臨床心理の専門家が役割をもたなくてよい領域はないと言ってよいほどに、現代医療は、臨床心理とのパートナーシップを必要としている。また、医療の領域で臨床心理的な支援を必要とするのは、患者とその関係者ばかりではない。終末期医療・移植医療・エイズ医療などはもちろんのこと、医療に携わる多くの専門職は、日夜激しいストレスにさらされている。専門職の心理的ケアも、臨床心理の重要な役割なのかもしれない。

現代医療のほとんどの領域で、チームアプローチの重要性が指摘されている。臨床心理の専門家は、こうしたチームの不可欠の構成員となる必要がある。医療は、医師法などの医療法によって遂行される特殊な職域である。医師・看護婦は、その国家資格によらなければ障害罪に問われかねない業務を日夜こなしている。臨床心理の専門家が医療領域のチームに参加する場合、こうした法制度のなかに身分と職域を確保することは、医療訴訟から心理専門職を守るためにも、医療チームのなかで立場を明確にするためにも、チーム全体の業務をスムースにするためにも、非常に重要なことである。臨床心理の職域が医療に限定されるものではないということは充分に承知したうえで、医療機関で働く臨床心理の専門家の資格を一日も早く確立していただきたいと願っている。

以下は、私（黒川）が現在ともに働いている方々にインタビューした内容である。

レクリエーションワーカー　三十歳　男性

わたしたちも、患者さんに、心からご満足をいただきたいと考えています。こころのケアということは念頭にあります。ただ、どうしても、「表にあらわれた言葉、行動」で判断してしまうところがあります。患者さんの表にあらわれた、言葉や行動の背後の思いをいかに理解するか、心理職の方に教えていただきたいのです。この点、共同でグループをするなど、いっしょに仕事をして、同じ患者さんのことを共に考える経験を積むことが、たいへん勉強になりました。また、病棟で、心理職の方が患者さんと話す様子を見て、看護婦さんや介護職の方が学ぶこともあります。ですから、心理職の方には、個室で一対一の心理療法をするばかりでなく、ぜひ他職種の見えるところでの仕事を広げていただきたいと思います。

介護職　二十五歳　男性

お年寄りと仕事をしていて楽しいことは、自分のおばあちゃんには照れてできない話ができること。朝、心から待っていてくださると、ほんとうにうれしいですね。病棟では、どの職種も忙しいので、心理職の方が、ゆっくり時間をとって話相手をしてくださり、お年寄りの表情がいきいきとしてくるのを見るのはうれしいです。たまにしか接しない職種だから、ちょっとよそいきの顔で過ごすときがいいんじゃないでしょうか。それから、心理職の方はカンファランスで、他の職種が気がつかない見かたができて、ケアに生かせる。やっぱりプロだと思います。

音楽療法士　三十三歳　女性

心理職の方がいっしょに参加してくださると、安心です。音楽療法で『笑顔、笑顔』といわれても、あまり無理にハイになりすぎてもいけませんよね。こころに深入りしすぎてはいけない時もあると思います。その点、心理職の方がいらっしゃると、その塩梅を適切にわかって、介入してくださるという安心感があります。

第三章

こころの問題と院内連携

浦田　英範

精神科医療の特徴と現状

不知火病院はストレスケアー海の病棟と急性期病棟、精神療養病棟を抱えた入院ベッド総数二一九床の民間病院である。標榜する診療科は内科・心療内科・精神科で、力動精神医学に基づき治療実践を行なっている。現在、当院の職員構成は、精神科医一一名、内科医一名、看護婦九九名〔正看護婦、准看護婦、補助看護婦の合計〕、臨床心理士五名〔うち有資格者四名〕、パートの臨床心理一三名〔うち有資格者一名〕、精神科ソーシャルワーカー〔以下PSWと略す〕四名〔うち有資格者三名〕、作業療法士六名、薬剤師二名、臨床検査技師一名、事務一二名、給食一六名の構成である。組織的には、診療部門と看護部門そして事務部門に大別される。診療部門、とくに精神診療部門に臨床心理士・作業療法士が所属している。

歴史を振り返ると、一九六〇年に開院し、当時は不知火保養院〔ベッド数五七床〕という名称で単科の精神科としてスタートした。対象者はおもに精神病圏内の患者さんが多く、閉鎖病棟のみとなっていた。一九八六年の院長交代に伴い、翌年はじめて臨床心理士が採用され、私が最初の臨床心理士として働くこととなった。それまでコ－メディカルとしては臨床検査技師・薬剤師のみで、ほかの職種はいなかった。病棟内は精神科医・看護婦の治療体制で典型的な精神科の民間病院であった。

院長の考えとしては、将来、チーム医療が必要になること、他職種たとえばPSW・作業療法士を増やしたいとの意向があった。それは、それぞれの専門職が一人の患者さんをケアすることが今後求められるからだという。つまり、体制を力動精神医学やチーム医療に変えていきたいということであった。

また、治療対象を広げたいという考えもあったのだと思うが、まず一九八八年に不知火クリニックを開き、翌年にはストレスケアセンター海の病棟を開設した。この病棟は曲線を用いた構造で、当時の入院六人の面積の部屋を四人にあて「一人でいられて一人ではない病室」をこころがけ、病棟自体も治療環境として考えられ建てられた。対象者はおもに抑鬱状態の患者さんである。この病棟は、いままで私たちが経験していた精神病圏内の患者さんとは違い、うつ病・人格障害・神経症圏内の方々である。

それに加え、地域との連携やケアをも考え、一九九一年には精神科デイケア〔大規模〕を、一九九七年にはグループホームも開設した。また一九九九年にはストレス外来増築と精神療養病棟を新築した。

この流れからも理解できるように、精神衛生法から精神保健法、そして精神保健福祉法へ法律が変わるとともに病院が担う役割も変わってきている。極端ないいかたをすれば、患者さんの入院治療を中心に考えられ治療実践していたものが、患者さんの人権をより守るとともに、外来治療を中心になり地域とともに患者さんをケアする病院体制へと変わることを望まれたのである。

またその一方で、当不知火病院の治療理念は、精神障害者だけではなく、ストレス外来開設や思春期外来開設などありとあらゆるこころの悩みをもつ方々を対象にした医療を展開しつつある。例をあげれるならば、二〇〇〇年現在、ストレス外来・思春期外来を開設し対象者を広げている。私は病棟から離れ、思春期外来に所属している。そこでは、対象者を不登校の子どもや、ありとあらゆる悩みを抱える子どもや学生（学生以外で年齢は二十歳まで）を対象に治療実践をしている。加えて、保護者や教師等に対するコンサルテーションも行なっている。

ここで問題になってくるのが、精神科やこころの病気に対する偏見である。ストレスケアセンターに限らず、私が所属している外来（とくに思春期外来）においてもそのことがいえる。たとえば不登校の子どもが当院に受診するとき、内科・心療内科・精神科と標榜されたているのを見て、親子で不安になることも少なくない。ある子どもがカウンセリングの終結時に『ここに来てよかった』と語った。最初受診したときは、精神科の標榜を見てドキッとしたという。いわく、「ただえさえ病院に行くと聞いてためらったが、このままでは自分がだめになると思ったから来た。そうしたら、心療内科・精神科と書いてあった。門をくぐるのをためらった。母に押されて門をくぐった。不安で不安でしかたがなかったが、出迎えた職員や看護婦さんが優しく対応してくれた。カウンセリングって何だろうと、不安になりながら話をした。しかし話していくうちに自分のこころが軽くなった」。

これは、患者さんが、病院職員との出会いのなかでこころを和らげられ、治療をとおしてこころの悩みに気づき立ち直り、みずからが精神障害者への偏見やこころの病気への偏見をもたなくなったことを示唆しているのではなかろうか。

これはほんの一例にすぎない。精神科は人のこころを対象にし悩む人々を治療援助する専門診療科である。このことをいかに地域の方々に伝えていくかが、これからの課題であろう。今回の私の役目は病棟内での精神疾患のチーム医療の実践を紹介することなので、地域ケアに関しては詳しくは述べないが、病院が地域と連携し、地域とともに歩むことの大切さを、当院だけではなく、ほかの病院も意識されていることだろう。

こころのケアの役割

治療理念と動き

当院の治療理念は以下のとおりである。

・不知火病院はあらゆる〝こころの問題〟に専門的に取り組む医療機関として、地域社会に貢献し、開かれた病院として、心のこもった医療を提供します。
・医療の向上に努力し、良質で効果的で安心して受けられる医療を提供します。
・地域社会の一員として、地域に開かれた選ばれる病院を目指します。
・満足される医療の提供をするために、精神医療のメニューを多様化していきます。
・予防から治療、リハビリ、社会復帰まで、継続性、一貫性のあるサービスを提供します。
・家族相談、生活相談、医療相談など各種情報提供を行うセンター的役割を担います。

これらに基づき、一九九九年度には外来を総合外来とストレス外来に分け、専門外来を設置し、開かれた病院を目指している。またその翌年度には、前年度から試行していた思春期外来を正式に開設した。治療理念にもある「ありとあらゆる〈こころの問題〉」に対応しようと、外来診療部門の充実を図っている。

心理臨床の特徴と治療構造

当院は力動精神医学を基礎として、チーム医療を展開している。力動精神医学とは具体的にいうと、精神現象の基礎にはこころのはたらきやメカニズムがあり、それらを理解し、解明することに重点をおいている精神医学である。それに基づいて私たちはチームを組み治療実践をする。では、そのなかで臨床心理士の業務はどのようなものかを説明しよう。

臨床心理士の業務内容は臨床心理査定（病院では通常心理テストと呼ばれる）・臨床心理面接（病院では精神療法と呼ばれる）・地域援助・研究と、日本臨床心理士会の臨床心理士の業務内容と同様である。とくに病棟内での業務は臨床心理査定・臨床心理面接が中心になる。臨床心理査定は精神科診断や治療計画の援助であり、臨床心理士はそのカンファレンス（入院カンファレンス）に参加する。また、その入院カンファレンスで臨床心理面接が必要と思われる場合、Ａ－Ｔスプリットで臨床心理士が臨床心理面接を担当する。Ａ－Ｔスプリットとは、ＡはAdoministration の略で管理医のことを指す。またＴは Therapist の略で治療者（精神療法の専門家）のことを指す。当院においては管理医は精神科医で、治療者が臨床心理士になることがある。基本的には臨床心理士は患者さんのこころの世界のみを担当し、身体的管理・投薬・入院中の患者の行動などの管理を管理医が行なうのである。

入院カンファレンスである程度の治療方針が話し合われ、それらに基づいて、患者さんの臨床心理面接の時間と回数を決める。平均的には週二回の五十分面接が多いようである。とくに私が所属していたストレスケアセンター海の病棟へ入院してこられる患者さんには、抑うつ状態を呈した神経症圏内や人格障害の方々が多く、臨床心理面接はたいへん重要な位置を占めていた。

臨床心理面接五十分、それも週二回とは、病院臨床では珍しいと思う。医師は薬物療法を、臨床心理士はカウンセリングを、また他にもいろいろな治療活動を患者さんに施している。多様な治療を行なうのはよいが、はたして統一した治療的態度がとれているのかどうか、全スタッフが不安になることもしばしばあった。そこで私は、それまでやっていたように、朝の看護婦の申し送りに出席して患者さんの状態を把握したり心理職からの意見を伝えるだけでは足りないと気づいた。そして、チーム作りのためには何が必要かを考えた。

私は、入院カンファレンスやケースカンファレンス以外に、他のスタッフ（主に看護婦）と「海の病棟勉強会」を開いた。ときにはみんなでチーム医療に関する文献を読んだり、事例における対応や不安などを話しあえる場にしたりした。また当院では患者さんに担当看護婦がつくので、私はカウンセリング終了後にナースセンターへ戻り、記録しながら担当看護婦と今後のことを話し合ったりもした。そこに医師がいれば巻き込み三者で話すこともしばしばあった。

地道ではあるが、こうした積み重ねがチーム作りの基礎となり、カンファレンスでもお互い思うところを話せるようになったと思う。スタッフ一人ひとりの架け橋となってチームを形成することも、臨床心理士の大事な役目になるのではなかろうか。

チーム医療と地域臨床の実際

治療集団としてのチーム医療

病院臨床のなかで臨床心理士として求められるのは、心理テスト・心理療法はもちろんだが、それに加えて、チーム医療を手掛けるうえで必要なのは、ほかのスタッフとの連携、コンサルテーション機能、集団力動、危機介入などの知識である。

チーム医療とは、それぞれの専門家がそれぞれの基礎理論に基づいて一人の患者さんを治療援助していくことだと考える。つまり、精神科医は力動精神医学に、看護婦は看護学に、ＰＳＷは社会福祉学に、作業療法士は作業療法学に、そして臨床心理士は臨床心理学にその基礎をおき、一人の患者さんを多方面から見て治療援助を行なうことである。

そのなかで問題になってくることのひとつが、お互いの連携である。その連携のなかでもとくに重要なのは、お互いの共通言語である。ここでは基本的に精神医学用語となる。

就職当初、私は簡単ながら心理学用語を使っていた。スタッフには、それを理解しているものと思っていた。しかし、それが錯覚であることが、ある患者さんの件で明らかになった。患者さんについて話し合うカンファレンスで、私がスタッフに言っていることとスタッフが認識していることが微妙にずれていることがわかった。私はずっと、その説明をスタッフが理解できているものと思っていたが、患者さんが抱えている具体的な心理的な問題を、充分に伝え切れていないようだった。そのためスタッフは患者さんの対応に苦慮していた。その意味がわからなければ、専門用語は伝達手段としては不便なばかりである。つまり専門用語は、一般的に起こった現象をまとめた言葉に過ぎなくなり、一人ひとりの患者さんの心理学的な問題を具体的に伝えにくくしてしまう場合がある。

このことに気づいた私は、専門用語は大切なものだが、専門用語をきちんとわかって使わないと絵空事になるのではなかろうか、専門用語は、チーム医療の際にはなるべく使わず、より具体的な患者さんの心理学的問題を伝えることが大切ではないのだろうか、と反省させられた。だから私たちは、専門用語というより、そのチームが共有できる共通語を使うことが重要だろうと思う。それぞれのスタッフはそれぞれの訓練を受けている。唯一の共通語は精神医学用語になるのだが、受けてきた訓練や内容が違うので、それをチームの共通語にすれば、コミュニケーションが成り立たないことがある。それに加え、患者さんを治療援助するという目的をもったチームとしての機能が果たせなくなる危険が伴ってくる。

共通語は、お互いのコミュニケーションをスムーズにするだけでなく、患者さんを治療援助するというチームの本来の目的を円滑に遂行するのを助ける。この一件によって、共通語を話すことが如何にチームとしての機能を高めるか、そして、共通理解がもたらされることが如何に一人ひとりの患者さんの治療援助に役に立つか。私は専門用語をまったく使うなといっているつもりはない。精神医学用語は、患者さんのこころの状態を短時間で伝える共通語としてはとても大事な用語である。要はＴＰＯに合わせて使い分けることである。患者さんのこころの状態がわからないと話すこともできないし、専門用語の本当の意味がわからないと嚙み砕いて話すこともできない。チームを組む以上、足並みをそろえ、患者さんを治療援助する統一した態度がとれることが基本になる。そうした意味でも臨床心理士にとっては、患者さんとスタッフ、スタッフどうし、そしてチーム、それぞれの関係がスムーズになるよう共通語を駆使し橋渡しすることも大切な役目になるのではないか。

以下に筆者の試みを示し、臨床心理士の役割を考えてみたいと思う。

チーム医療の試み

病棟の歴史とスタッフ配置

前述のようにストレスケアーセンター海の病棟は一九八九年、抑うつ状態を呈した患者さんの入院施設として開設された。私は開設当初から一九九六年まで専属としてそこへ配属された。そしてその七年間でチーム医療の大切さと大変さを知らされることとなった。その過程を、治療集団としてのチーム医療の基礎づくりの時期、治療集団としてのチーム医療の試みの時期に分けて考えてみたい。

そのまえに、スタッフの簡単な変遷を振り返ってみる。スタッフの構成は、開設当初は医師一名・臨床心理士一名・看護婦一〇名・補助看護婦二名・PSW二名〔アクティビティセラピー、そのセッションのみ参加〕となっていた。アクティビティセラピーを海の病棟で中心的に行なうことを臨床心理士が兼務していた。また、それをレク部門が支援してくれた。しかしインテンシブなケアを行なうには、医師・臨床心理士が各々一名では限界があるように感じた。

二年目には医師一・五名〔この〇・五名というのは患者の数名のみ担当するだけで、他の病棟の病棟医が応援にくるという意味である〕・臨床心理士一名・看護婦一〇名・補助看護婦二名と、ほかの体制は変わらなかった。

三年目からは医師二名・臨床心理士二名・看護婦一三名・補助看護婦二名。アクティビティセラピーの担当が看護士になり、レクとの連携を強化した。

現在は、医師二名・臨床心理士二名・作業療法士一名・看護婦一六名・補助看護婦二名である。医師と心理士がペアを組み、患者それぞれに担当看護婦がつく。

治療に関して、私たちの基本的な考えかたは力動精神医学だから、まず個人心理療法を中心に考えている。これらに加え、レクリエーション療法、アクティビティセラピー、そして薬物療法の多角的な治療を行なっている。また、個人の病態に合わせた治療プログラムを組み立てる。

インテーク面接は原則として医師が行ない、その医師と心理士が話し合い、担当を決める。担当治療者が入院カンファレンスで紹介をし治療方針を提示し、チーム間でその方針に即した対応が話し合われる。その後の患者の情報は、スタッフ間で絶えず回診後のミーティングやスタッフミーティング、そしてケースカンファレスなどを利用してとりあげている。

治療集団としてのチーム医療の基礎づくり

スタッフへは、院長からひととおり、うつ病の概念、海の病棟での治療理念を説明がなされた。スタッフからは「なぜ私たちが選ばれたのだろうか?」「ほんとうにやれるのだろうか?」「どんなふうな対応を患者さんにすればよいのかわからない」などの不安が演者に語られた（当院の看護婦はそれまで精神分裂病の看護しか経験がなく、不安を抱いたのは当然といえば当然である）。

うつ病の治療となると、初期は倦怠感・不眠・食欲低下・抑うつ感などの症状があるから、安静に休養を目的に対応する。中期に入ると症状が軽減してくる。人によっては軽躁状態になってしまうことが多く、なかには、攻撃的になる人もいて、スタッフの患者への対応が問題になってきた。

抑うつ状態で入院された患者さんにはいろいろな病態水準の方々がいる。うつ病の患者さんの病前性格には、循環気質（人付き合いがよい・善良・親切・親しみやすいつまり社交性・朗らか・ユーモアに富む・元気で激しやすい・軽躁・物静か・平静・陰鬱・気弱・軽うつ）、執着気質、メランコリー型（几帳面・仕事熱心・強い責任感・正義感・徹底性・誠実・秩序性）などがある。それらのことを私たちスタッフはある程度知識として持っていた。

それとは別に、境界性人格障害、・摂食障害・反社会性人格障害・演技性人格障害・回避性人格障害・依存性人格障害などの方がおられる。うちの病棟の特徴なのであろうか、退行つまり子ども返りの現象が起きやすいようである。これらの軽躁状態・躁転の現象、退行、その混合型があって、スタッフは、戸惑うばかりであった。治療の後期に至っては、精神症状や身体症状が軽減したものの、職場復帰が出来るだろうかという現実的な不安で体調や症状を崩す患者さんや、いかにも問題がないかのように振る舞っている患者さん、そして、自殺念慮を抱いてしまう患者さんなど、さまざまであった。こんなときスタッフはどんなふうに対応したらよいか、これもに戸惑うばかりだった。

こうしてスタッフは自分の混乱とストレスとの戦いだった。たとえばこういうことがあった。ある抑うつ状態で入院した患者さんで、元来、演技性人格障害をもっていたのであろうか。やや抑うつ状態が軽減してきて、ベットから起き上がれるようになった。そんなある日、夫婦関係があまりうまくいってなかったようで、悩んでいた彼女は看護婦に相談した。看護婦は、いまは心配しないでゆっくりしてもらいたい、というつもりで『いまはあまり気にしないでゆっくりしていてください』と告げたのだった。その応えかたが拒絶的に聞こえてのだろう。彼女は、その看護婦を非難しはじめた。その怒りはおさまるところをしらない。主治医とその看護婦、そしてスタッフは臨時にカンファレンスをもった。そこで、患者さんは拒絶された気持になって「人がこんなに悩んでいるのに……」と思ったのではないか、ということになり、主治医と看護婦と患者さんの三人で面接がなされた。いちおう患者さんの怒りはおさまったようだったが、看護婦としてはなにがどうなっているのかわかからず、ストレスを溜めると同時に、この病棟でやっていく大変さを知った。このとき私もカンファレンスに参加していたが、その後、看護婦がどのようにとらえればいいのかと相談してきたので、私りの考えを伝えた。看護婦はいろいろな疑問を投げかけた。彼女は、カンファレンスでは自分の気持を出せなかったし、自分の言っていることが、間違っているのかあっているのか自信がなかったからという。つまり、自分が言ったことが責められるのではないかと不安があった。そのため、どうしたらよいかわからなかった。そうしたことを話すなかで、彼女の考えは整理され、看護婦としてどう対応することが望ましいかという結論を出したのであった（コンサルテーション機能）。

私も看護婦もここで、お互いが話し合うことの大切さを痛感した。とくに私は、カンファレンスでみんなが本心を話せるようにする工夫が必要だと感じた。またそれらに加え、精神分析的なこころのとらえかた・考えかたの勉強が必要ではないかと思い、基本的な考えかたとケースカンファレンスでは、患者さんのこころの動きをわかりやすく説明するようにこころがけた。

治療集団としてのチーム医療の試み

ここに簡単なケースを提示し、私たちの取り組みの実際の場面をとりあげてみたいと思う。

・K氏／男性／診断名：自己愛人格障害

大学卒業後ある会社に就職するが、上司とのトラブルのため一年で退社している。それは「上司が自分のことをわかってくれない、自分のことを嫌っている」という妄想性の不安からだった。彼は傷つきやすく、現実感をもてず、自分のなかに閉じこもっているようだった。こういう彼が入院してくるのだから、妄想性の不安に駆られ、他患や看護婦に対しても同様なことが起こった。すこしでも自分が非難されるような言葉が出ようものなら、大声をあげ、自分の正当性を主張したり、スタッフを攻撃するものであった。

彼の治療者が面接場面で、他患とのトラブルやスタッフとのトラブルを直面化すると、『先生には幻滅しました。僕をそんなに責めて……、あたかも僕が悪いみたいではないですか。僕のほうが迷惑をかけられているんです』と自分の正当性を主張した。

こんな彼にスタッフからは、「対応をどうしたらいいだろうか」「なぜ彼はあんなふうなのだろうか」「なぜ自分は責められなきゃいけないのだろうか」「もう、彼とは話ししたくない。身勝手さに辟易する」などと、彼に対するスタッフの困惑や陰性感情が出た。

ある日、彼は「テレビ室の音がうるさい」と、移室を希望した（ほんとうは、彼の部屋がナースセンターの前にあり、治療者に恋愛性転移を起こして、治療者の顔を見るのがつらいと、母親の様に慕っている看護婦に打ち明けていた）。そして、移る部屋まで指定してきた。治療者としては、なぜ移室を希望するのか、そうでないと治療に打ち込めないのかを、彼の病理性と絡めてとりあげた。しかし彼は移室をさせてもらえないと思い、治療者を非難したり、外泊をしてみたりと彼なりのパフォーマンスを繰り返した。

そこで、ケースカンファレンスがもたれた。あるスタッフから「移室させることが必要なのだろうか」「どこまで治療として受け入れるべきなんだろうか」「移室させないなら、退院すると彼が言うなら、そのまま退院させたらどうだろうか」と、看護婦らしからぬ発言がなされた。それを聞いていた治療者はこころのなかで、「なぜ自分がこんなに言われなければならないのだろう」と自分が責められているようにも感じたし、孤立感を味わった。スタッフに対して怒りの感情さえも起こったと、正直に自分の気持を顧みた。そしてスタッフに『患者の精神病理が影響しており、自分とスタッフが分けられているように思うのです。スタッフは治療者へいらだっているし、治療者自身もイライラしたり、スタッフに責められる気持になって腹立たしさを感じさせられているように思えた』とスタッフに伝えた。

そこで私は、『あなたがたのいらだった気持はわかります。しかし、なぜあなたがたがそんな気持にさせられるのでしょうか。もしかしたら、それが彼の精神病理の反映のために起こっていることかもしれないせんね。彼のいらだった感情が、彼には持ちこたえられなくて排除され、私たちに押し込まれているのかもしれません』と、治療者やスタッフに返した。スタッフたちはすこし戸惑いながらも、わかったようだった。結局、移室は治療者・管理医の判断で行なうことになった。

この例では、患者の妄想性不安が治療者やチームに投げ込まれ、操作されたと考えられる。そのため、治療集団としてのチームがバラバラにされ、本来の治療集団ではなく、感情的になったり、いらいらさせられた。そこで私が、患者の心性やチーム内で起こっているグループ心性を伝えることで、治療集団としてのチームに変わった。

この経過でも理解できるように、患者の精神病理は、対象関係論でいわれる内的世界を投影した転移や行動、そして、治療スタッフに向けてくる感情などに映し出される。また、治療者‐患者関係を理解することもさることながら、患者どうし、チームと患者、チーム内の交流を見ることで患者理解への示唆が与えられる。それらをヒントにして、チームが治療集団として、本来の治療援助する目的を取り戻したわけである。

ではここで、チームとして治療という課題が遂行させるための「集団の構造」について考えてみたいと思う。人間は集団状況で、不合理な精神力動を示しやすいものである。とくに患者集団において顕著に示される。患者集団の心性が、私たちチームに投影され、チーム自体もスタッフの不安を喚起され、課題集団としての機能がされにくくなってくる。その機能を維持するためには、以下のことが考えられる。

①精神力動やグループ力動をどれだけ明確に理解できるか。

例えば私はひとつの理論モデルとして、クライン学派の考えかたにその基礎をおいている。またスタッフには、院外講師や筆者が精神分析学の講義やケースカンファレンスを行なっている。

②チームメンバーがどれだけ自分の役割を明確に認識できているか。

私のところでは、看護婦の場合、患者にどう言葉をかけたらよいかということ。看護婦として身体的管理からこころのケアまでやらなければならないということ。そうした治療的態度をどうとっていいのかわからなくなるようなときは、スタッフミーティングやケースカンファレンスでその点を話し合う。

③チームが患者を、受け入れられる限界をどれだけ認識できているか。

病棟の構造やチームの抱え込める範囲が分かっていないと治療集団の機能が失われる。

④病棟運営の管理と治療の区別を明確にできるか。

患者の逸脱行為が、病理からくるものか、そうでないのか、区別することが求められる。そうしないと治療の枠が崩れ、治療にならなくなってしまう。

⑤チームの意思決定の方法がどうなっているのか。
メンバーの意見が反映されるかどうか。私のところでは、治療的な事柄に関してはチームで話し合い決定する。

おわりに

チームに臨床心理士が貢献できるのは、治療集団としてのチームを如何に維持するか、という点にある。そのため臨床心理士には、こころの動きを理解できる基礎知識を身につけていることが求められ、理論の勉強は必須となる。しかし同時に、専門用語を駆使するのではなく、平易な言葉でその現象を他のスタッフに伝えることの工夫も必要になってくる。

また、上記の五項目も念頭におきながら、集団の精神力動も理解できるようにしなければならないだろう。なぜなら、患者さんが病棟生活での葛藤と生育歴からの葛藤、そして、面接場面での葛藤を臨床心理士が理解できれば、患者さんの根本的な葛藤をも理解し、チームに伝えることで治療援助するという目的がスムーズに行なえるだろうからである。

加えて臨床心理士は、危機理論と危機介入の方法も理解しておかねばならない。危機的状況とは、「自分の問題を自分で解決したいが、うまくいかず解決できない状況」を指すのだが、チーム全体やチームスタッフ各々がこういう状態にいることを臨床心理士は理解し、コンサルテーションしたり連携することでチームの機能を維持するよう気を配ることが肝要かと私は考える。

臨床心理士に期待すること

作業療法士　泉　淳二

私自身、臨床経験七年目に入ってようやく臨床心理士とチームを組む機会をもてるようになったかなという時期である。ただし故意に臨床心理士とのチーム医療を避けていたわけでなく、昨年三月までは作業療法士は私一人しかおらず、自分の職域だけを見てまとめていくという作業で精一杯だったことが原因のひとつである。じつは作業療法開設当初より、臨床心理士とチームを組んでいっしょに仕事ができないものかと熱望していた時期もあった。しかし、作業療法は集団療法を主体にしているのに対し、当院の臨床心理士は個人単位でカウンセリングを行うことを主体にしていたため、いっしょに集団を見ていくといった機会はなかなかとれず、私の理想の段階で終わっていた。

近年、作業療法士・臨床心理士ともにマンパワーが増えてきて、いっしょに治療活動を行なったり、カンファレンスを通して患者一人ひとりの問題点などをディスカッションする機会も多くなってきている。

ここでは、私が作業療法を開設するころに思い描いていた臨床心理士の役割と、現実的・理想的な役割など、さまざまな観点から意見を述べてみたいと思う。

臨床心理士とは

専門学校で学んだこと

教科書的には、医師・看護婦・ソーシャルワーカー・作業療法士らとともに患者のリハビリテーション活動に携わる専門スタッフのひとりで、おもに患者の心理面に働きかけるスタッフである。臨床実習地では、作業療法やデイケアの活動場面で、集団療法を通して作業療法士やソーシャルワーカーといっしょに治療活動を担当していた。

当院に就職して

こころの病いで悩み、当院に通院してくる人や入院してくる人のためにカウンセリングを行なうことで、こころのなかの葛藤を処理したり、問題点を吟味する力をつけるためのお手伝いをしてくれる人。また、診断の補助として心理テストを行ない、個人個人のパーソナリティや人格水準を知る手立てとする。

作業療法開設のころ

芸術療法的なアプローチを通じて、いっしょにグループを担当してほしかった。作業療法では、絵画や陶芸などの芸術的な活動を治療媒体として用いることがある。目的としては、その工程において、あるときは意欲向上のためであったり、対人関係の改善のためであったり、対象者によってさまざまである。また製作過程においては、こころのなかにある衝動性の解消になったり、作品へこころのなかの問題点が投影されたりするなど心理療法的な要素も期待できるものと思う。これらは作業療法士の私でもトレーニングを積んでいけば、かなり洞察を深めていくことが可能になると思うが、経験不足のため、大雑把な特徴しかわからないのが現状である。その点、臨床心理士は個人で担当するケースが多く、心理テストの実践も積んでいるため、いっしょにグループ療法を行なうことができれば心強いという気持があった。

現在

作業療法士の増員により、病棟カンファレンスに参加できる余裕ができ、実際にカンファレンスで情報交換を行なっていくことで職種による視点の違いを知るきっかけになり、そこで知り得た情報を自分の専門領域に活かす手掛かりとして利用できるようになった。また最近では、かねてより熱望していた芸術療法的な治療活動をいっしょに行なう機会もでき、出来上がった作品を通じて自分なりに解釈してみて、さらにその解釈に色づけをしてくれるスーパーヴァイザー的な存在として認識している。

期待

臨床心理士に何を期待するか。私個人の考えとしては、できれば作業療法プログラムのなかでも芸術療法的なアプローチに関していっしょにグループを担当してもらい、グループのなかで起こっているさまざまな集団力動についての解釈、および出来上がった作品に対する分析をサポートしてほしい。グループをともにできないにしても、スーパーヴァイザー的な観点から意見を述べてもらえれば、かなり心強いものになる。

まとめ

私たち作業療法士は、患者と接する際媒介として、さまざまな作業活動を応用する。また診療報酬の絡みから、集団療法を行なうことが多く、どちらかといえば個人対応で言語的交流を行なうのは苦手なほうである。それに対して臨床心理士は、個人単位でカウンセリングを行なう機会が多く、患者の話を聞くという点で、聞き上手な職種として私は認識している。また、いろいろな心理テストバッテリーにより、患者一人ひとりの人格や性格、知能面など知る術も熟知しているものと考える。

しかし二つの職種には共通する部分もかなりあると考える。

そのひとつとして芸術療法的なアプローチがある。たとえば絵画活動。私たち作業療法士は、絵画そのものに含まれる意味や場面設定を活動分析しながら患者の治療に活かそうとする。これに対して臨床心理士は、心理テストの判断材料として絵画を利用したり、治癒過程を洞察したりする機会が多いのではないだろうか。このように、活動種目としては同じものを活用するのに職種によって活動種目の取り扱いは違った視点として応用できる。双方が別々にこれらの治療活動を行なえば、患者のとらえかたもおのずと違ってくるだろう。視点が違うのだから、とらえかたが違ってもしかたのないことも当然であるが、もし双方が治療活動をともにし、意見交換を行なっていけば、お互いに心強いものとなるのは当然だろう。

ほかにも心理教育ミーティングなど、うまくチームを組んでいけば、治療効果も見いだしやすいものと思う。治療活動をともにするということだけにとらわれず、意見交換を行なっていくことで、お互いの治療活動に充分に役立っていくものと考えられる。

ともに仕事をした経験からの感想や提言

病棟士長　松岡　一行

当病棟では、入院患者に主治医・臨床心理士・看護スタッフの三人が担当としてつくことが主となっている。そのなかで臨床心理士は、週二、三回のカウンセリングを行なっている。臨床心理士がいちばん長い面接時間をもっている。いわば、いちばん信頼関係が得られる存在である。主治医だけでは、診断や治療法を見いだすことができるケースは少なく、そうした臨床心理士と患者との関係が、治療的に重要な情報をもたらし、重要な位置を占めているといえる。

看護スタッフからみた臨床心理士のイメージとしては、中立的・冷静・柔軟な考え方・論理的・問題意識が明確・説得力がある（精神科での「説得力」という表現は不適切かもしれないが）などで、さまざまな場面で応用力が効くオールラウンドな存在である。これに対して看護スタッフはどちらかというと感情や断片的に動きやすく、臨床心理士のそういう落ち着いた態度に、看護婦スタッフ自身が振り返り考えさせられる場面が多い。実際の各ケースにおいても、患者の心理的背景や問題点や経過が臨床心理士をとおしてわかりやすいものとなっている。これは看護スタッフから見ると、臨床心理士の位置が医師より患者や看護スタッフに近く、まだ柔らかい部分の話ができるからであると思う。そういう意味においても臨床心理士の存在は、チームスタッフ内の人間関係を柔らかくする重要な役割を果たしていると思う。

今後チームとして係わっていくなかで、いま以上に素直な意見交換ができれば、よりよい治療効果が得られるものと思われる。それには職種に関係なく各自の気持をチーム内に伝えていくことを、臨床心理士・看護スタッフに期待したい。

思春期専門外来にとりくんで

生活支援科長　前田　佐織

『ぜひカウンセラーに子どものことの話を聞いてほしくて……』

『カウンセリングを希望したいのですが……』

一年前、入職したばかりの私には、母親や子どもたち自身が目的意識をもち相談されることに多少戸惑いました。精神科の敷居をの高さを、みごとに「講演活動」が無くしていたのでした。

当院では、心理相談科と臨床心理科と部署が分かれ、心理相談科は主に思春期を専門とし、学校や地域からの要請に応え、「いじめの問題」「子どものストレス」「子どもとどうつき合っていくか」など、医師・臨床心理士が講師を引き受けてきました。それらの啓蒙活動の成果だと感じています。当院では、思春期相談が増えるなか、二〇〇〇年一月より思春期専門外来をオープンさせました。相談窓口は、まずPSWが電話相談を受け予約をとっていきます。次にインテーク面接をPSWが作成し、受診日当日、必要に応じて臨床心理士・ＰＳＷが診療面接に同席し、その終了後チームミーティングを開催、そこでアセスメントを行ないます。

インテーク面接では見えてこなかった本人や家族の思い、葛藤がより映し出され、また心理テストの評価が加わることで、治療方針・サポート体制が明確になってくるのです。チーム（医師三名・各部署看護スタッフ六名・臨床心理士二名・作業療法士一名・ＰＳＷ一名）で取り組むなかで、それぞれの立場からの評価・意見が出され、ひとつの方針が確立されていく過程には、なにか、わくわくしてくるものがあります。

このチーム医療の実践は、方針が一致していることで、医療を提供していくスタッフ自身の自身にもつながっていきます。臨床心理士はこれまで培ってきた人脈を大いにふるってもらい、学校・教育委員会・児童相談所などあらゆる機関へのアプローチと協力を依頼してもらっています。専門外来オープンから半年、いまの課題は、子どもとお母さんカルテを初回から作り、受診ベースに乗せていることもあり、外来管理がパンク状態になっています（もちろん、卒業して行く子どもたちもいますが）。

これまでの経験と到達のなかで、臨床心理士には、個人療法から集団療法、治療からサポート面まで介入して欲しいと切望しています。個人療法で学校へは行き始められた子どもたちを学校帰りにナイト・ケア的に集め、集団療法を行ったり、自助グループを実践したりと、これらに臨床心理士が係わってくれたら、より子どもも親も治療効果が上がるのではないかと思います。また、親や親子の勉強会、受診している子どもたちのの担任の先生たちへのガイダンスなど、企画立案はＰＳＷが行ない組織し、これを実践に変えていく臨床心理士。

思春期専門外来のオープンは、チーム医療の確立と専門性の追求とあらゆる可能性を夢見ることができました。そして実践は、患者家族へも変化をもたらし、生きやすさに変えていきました。これからも、チームの要である臨床心理士が大いに力を発揮され、私たちの夢とロマンをも広げて欲しいと思います。……最後に、チーム医療ってすばらしい！

第四章

地域支援にかかわる時

川俣　明美

精神科医療の特徴と現状

精神病院で働く臨床心理士は、本来どのような役割を担うべきなのだろうか？これは、私の長年の問いであった。単に心理検査や心理療法のみでは、「退院したい」という切実な願いをもつ患者に対して、具体的には何ら力になれず、徒労感ばかりがあった。しかしこの数年間、職場の同僚である精神保健福祉士の呼びかけのもとに、社会生活技能訓練（SST）・集団精神療法・精神障害者共同住居への支援などに関わるようになって、臨床心理士としての視点の転換が起こり、以前の先が見えない関わりから希望の持てる関わりへと変わることができた。

実際に私が長年担当してきたケースの退院が実現したことから、これまでの経緯を述べつつ、精神科医療に携わる臨床心理士の役割について考えてみたい。

私の勤務する精神病院は駅から歩いて二十分ほどの市街地にあり、玄関は大きな国道の交差点に面している。昔は辺り一面に田畑だったと聞くが、その面影はいまは全く見られない。病床数四九七という民間病院としては大規模な病院であり、まだ県内に一つも公立の精神病院のなかった一九三〇年に、先代院長により精神科専門病院として設立された。一九五一年に現院長の就任以後、病棟の拡張整備・医療施設・設備の充実・治療スタッフの強化など病院近代化と「明るい病院に」をモットーに勤めてきたと聞いている。このように長い歴史をもつ当院も、日本の民間精神病院が抱える問題（長期入院者の群と短期の入退院を繰り返す群との二極化の問題）を御多分に漏れず抱えている。また入院者のほとんどは、いわゆる精神分裂症を代表とする精神病範疇の患者が圧倒的に多いという状況にある。

当院の歴史を日本の精神保健福祉の歴史と重ね合わせてみると、その動向がよくわかる。一九〇〇年に「精神病者監護法」が公布されたが、医療保護の面ではきわめて不充分な状況であった。一九一九年に治療上及び保安上の理由から「精神病院法」が公布され、公的精神病院を設置する考えかたが初めて明らかにされた。しかし、公立精神病院の建設は予算不足等のため、これに代わるものとして私立の病院を代用精神病院として指定していったということがある。

当院はこうした流れのなかで、一九三〇年に設立された。思い巡らすと、私宅監置が禁止となった「精神衛生法」が一九五〇年に公布され、その翌年に現院長が就任したことになる。とすれば、当時は各家庭のなかで私宅監置され、医療保護からほど遠い非人間的な状況にあった患者を救出し、病院において医療的な処置と保護により人間的な環境をもたらすという理想に燃えた取り組みが、盛んに成された時期でもあったのだ。一九八八年に「精神衛生法」は「精神保健法」に改正された。そして一九九五年には現在の「精神保健と福祉に関する法律」となり、社会復帰のためのリハビリテーションや地域で生活していくための支援が重視されるようになった。

こうした日本の精神保健福祉の初期から現在までの、大きなうねりのなかでの当院の歴史を眺めると感慨深いものがある。

いまは亡き元副院長が、生前四十八年間にわたる精神科医としての歩みを振り返りつつ、私にさまざまな思い出を語ったことがあった。そしてコ-メディカルが精神障害者の共同住居を支援していることに触れ、『昔は病院に入院させることが患者のためと考えていたが、今は社会に返して行くことが患者のためという時代になったんだねえ。』そして『これからはコ-メディカルの時代だね。医者は責任をとるのが仕事だ』と結んだ。私は、精神科医療の変遷と重ね合わせながら、その計り知れない心中を思うと同時に、臨床心理士として私もこうした歴史的背景に、少なからず影響されながら働いてきたのだと感じた。

こころのケアの役割

臨床心理士として

私が精神病院に勤務したのは一九七五年、今年でもう二十五年が過ぎた。当時から入院患者は多く、やはり八割以上が精神分裂症で占められていた。医師は九名。心理室勤務者は、私も含め二名であった。医局からまず私に与えられた役目は、訴えの多い入院患者の話し相手になることだった。いまは外来通院患者の心理療法に追われている毎日だが、当時はときどき心理テストを依頼される以外は、入院病棟のロビーや病室において話しかけてくる患者の話を、その都度聞かせてもらうことが多かった。こうした経験から、私は精神病への理解や患者との関わりかたなどを実践的に学ぶことができた。

そして次第にわかってきたことは、病状が安定していても、引き取り手がないために入院を余儀なくされている状況の人たちが多くいる、という実状だった。私の顔を見るたびに『院長先生に、ここに置いてもらえるように頼んでください』と心配そうに頼む患者もいたほどだ。ちなみに当院には、入院患者のために看護職員を主に構成されたレク委員会がある。演芸会・運動会・卓球大会・カラオケ大会・盆踊り大会・バス旅行と様々なレクレーションが計画され。またクラブ活動では音楽・書道・舞踊・美術・バレーボール・野球などがあり、治療的働きかけの意味と病棟生活の潤いのために、きめの細かい対応がされてきたと思う。

しかし長い年月を閉鎖病棟で過ごしてきた患者の多くは、やはり何よりも退院を望んでいた。当院には社会復帰病棟があり、院外作業療法が盛んに行なわれ、やがて退院し自立して行く者もいた。しかしこれは、かなり力のある者か家族の協力を得られる者に限られた。当時、精神病を障害としてとらえ、助けを借りながら、その人らしく地域で暮らすことを目指すという考えかたは、いまほど浸透していなかった。むしろ、就労一辺倒の職業的社会復帰訓練であった。したがって社会にも、身近なところに生活の場としての施設や受け皿は整っていなかった。おのずと患者は、見通しを持てぬまま、障害を抱え入院生活を余儀なくされているといった現状だった。

まだ年齢が若く両親も健在な患者は、外泊を繰り返しやがて退院していくが、年を経るごとに家族の足は遠き、置き去り状態になる。したがって、私が病棟に行くと、『家の人がちっとも来てくれない』『いつになったら退院できるの？』『先生に退院したいって言ってよ！』などなど、しきりに訴えかけられ、そのつど返答に窮したものだった。

定期的な心理面接として依頼されるケースは、ある程度精神症状は治まっているものの、情緒的に揺らぎやすく、訴えが頻繁なタイプが多かった。主治医からは「患者の訴えを聴き、こころの安定を図るような継続的関わり」を期待された。ケースによっては言語的かかわり以外にも、たとえば折り紙・ピアノ・リコーダー・ペン字など、なるべくそれぞれが張り合いのもてそうなものを工夫し取り入れた。しかしこうしたかかわりにおいても、将来への目標とか退院の話になると見通しが立たず、結局は「いかにあきらめてゆくか、のお手伝いをしている」といった感があった。実際、病気を抱えたまま社会で自立して行くことを考えると、あまりにもハンディが大きく感じられ「退院は、なかなか困難なこと」と思われた。そして私自身がときには無力感に陥り、病棟へ向かう足取りも重くなりがちだった。

こうした状況にあるにも関わらず、私を病棟へ向かわせていたものは何であったろうか？

勤務した当初は「精神病に苦しむ患者さんたち」といった理解しかなかったように思う。しかしケースを持つようになってから、一人ひとりの生い立ちや人生に触れ、いっしょに嘆き、いっしょに笑うといった継続した関係から、その個人との出会いを経験した。次第に、私にとって入院患者は一括りの存在ではなく、Aさん・Bさん以外の何者でもなくなっていた。私が無力感を抱きつつもかかわりつづけた日々は、まさにその「存在としての重さを感じさせる個々」との出会いの連続だった。担当患者はカウンセリングの日を心待ちにしており、自分の思いを懸命に伝えようとする。何年かの経過のなかでこころの変化や成長が見られたり、自分の病気とのつき合いかたがわかり安定期が続くようになることもあって、次なる望みへと互いに関係をつないでいった。

そしてもうひとつ、私を支えてくれつづけた思いがある。それは、「共にあることが、人にとっての大きな癒しになる」というものである。これは、幼いころのある一時期に、極度の精神不安に襲われた私自身の体験から得たことであった。自分を助けられる人はこの世におそらく誰もいない、と確信できる絶望のなかで、数箇月間ただオロオロとしながらも、いつもそばにいてくれた母の存在だけが私にとっての確かな救いだったのである。そういうこともあって私は、精神病院において「患者と共にあること」を大切な役割のひとつとしてきた。

PSWとの出会いからチーム医療へ

一九八三年、当院に初めて男性の精神医学ソーシャルワーカー〔以下PSW〕が加わり、PSWを中心にコ－メディカルが積極的に「患者にとって何が必要か?」「患者が必要としている援助こそ積極的に行なうべきである」との観点からさまざまな試みを徐々に始めた。

最初私には、PSWが立場を越えて無謀にいろいろと取り組もうと考えているように感じられ、また精神科の現実を知らないためにそのような理想論を展開しているかに受け取れた。また私がこのとき最も強く抱いた抵抗は、「それは患者の内面を軽視し、こちらが強引に動かすことになるのでは?」というものであった。しかし、このような意見を率直に伝え議論するなかで、PSWはだからこそケースにかかわる大前提として「患者の気持や願いに耳を傾ける」と言っているのだ、とわかってきた。

やがて私がはっきりと意識するようになったのは、「このことは、誰のために必要なのか?」といったことであった。むろん私はそれまで、ずっと患者のためにやっていると思ってはきたが、さらに深く吟味してみると、必ずしも患者のためというわけでなく、結局は私が良かれと思えることをしていたのかもしれない……。それまで私は「どうしたら現状において、すこしでもこころの安定を得られるのだろうか？ 心理療法をとおして結局は、患者が自分のなかで困難な現実をいかに受け止めて行くか、のサポートが必要だ」と考えていた。しかしPSWは「本人の訴えや希望をどのようにして実現していくかが重要であり、初めから困難という前提でなぜ考えるのか？」と言う。「いまできる範囲で、何を得させるか？」というこれまでのかかわりと、「患者の希望を実現するためには、まず何が必要なのか？」というかかわりとは、似通っているように見えて、実は長い目で見ると根本的にアプローチのしかたそのものが違ってくることもわかってきた。

「それでは臨床心理士とPSWの違いは何か？」といった疑問も生まれた。これについては、いまでも折に触れ話題になるが、「結局、バックグラウンドが違うだけで、目の前の患者の必要に応えて行くという点においては、同じではないか」という見解にたどりついた。こうしてお互いの専門性や、共通点を見いだせた結果、PSWも、臨床心理士としての私の意見を求め、ケースに当たるようになった。

こうして改めて「患者の希望を実現する」という視点に立ってみると、これまで気づかなかった問題が新たに見えてくる。患者の多くは、長い入院生活や病気治療のために、状況依存的となり、自主性が損なわれ、自分自身に対して自信を持てなくなっている。その結果、自分が何を望み、どのように表現したらよいかが、わからなくなっているのだ。PSWは、患者自身が本来もっている健康な面や自分自身への信頼回復を目指した、グループワークやSSTを行なう必要があると考えた。この具体化に向けて、コ・メディカル・スタッフ全員が協力を求められ、すこしずつ皆でSSTなどの勉強も始めた。

このようにしてまず実現したのはグループワークであり、一九九四年から外来者対象の集団精神療法としてスタートした（その四年後よりデイケアへ移行）。もうひとつは、同年から始めた長期入院者のためのSSTである。集団精神療法には医師（初期は原田医師、後に小山医師）が参加してくれ、このことはコ・メディカルにとって大きな勇気づけとなった。当初、集団精神療法への参加者を呼びかけても依頼申し込みが少なかったので、私が担当していた四、五名の若い患者を、主治医の承諾を得て参加に導いた。居場所づくり・友だちづくりをグループのメインテーマに掲げ、グループ名を「クラブ・フレンズ」とメンバーが名づけた。

ＳＳＴは病棟の看護主任に相談し候補をあげ、主治医の承諾を得たあと、患者一人ひとりに面接し、本人の同意を得てからスタートした。こうして始まったものが、のちに病院管理者の理解につながり、医師の呼びかけのもとにシステム化に向けいっそうの協力を得られるようになってきたのである。

このような流れを臨床心理士として私も積極的に担うことで、患者の必要に応えていく重要性と、そうした視点をもったかかわりが精神科医療における臨床心理士の役割として必要であるとの確信を深めた。実際にも、ＳＳＴに参加することで長い入院生活に終止符を打ち退院が実現したケースを経験し、また集団精神療法では、面接室で見せたことのない患者の健康面が引き出される姿を目の当たりにし、道なきところに道を見いだせた思いがあった。

チーム医療と地域支援の実際

これまで述べてきたように、病院内においては長期入院者のＳＳＴ、また退院後はアフターケアや自律を目指した集団精神療法など、アプローチが充実してきたものの、具体的に患者の努力が実るためには、地域の受け皿が是非とも必要であった。

そのような折の一九九五年、地域に精神障害者の共同住居「さくらアパート」がボランティアと当事者の協力によって設立された。設立に協力してきたＰＳＷに応援を求められるかたちで、私もその支援などにあたるようになった。具体的には月二回、夕方五時半から九時までのあいだ、入居メンバーといっしょに夕食を作り、食後の時間をいっしょに過ごすというものである。

正直なところ、ＳＳＴ・集団精神療法・共同住居支援などについては、それまで私の大切にしてきた面接室での治療関係や構造が崩れてしまうような感じや、また私という個人が露わになってしまう不安から、どういう姿勢でいたらよいかという当初からの戸惑いがあった。しかし先ほども述べたように、グループのなかでは、個人面接では見られない患者の健康的な面に出会うことができたし、ＳＳＴに参加することで、とうてい退院は難しいと思われていた患者が何人か退院して行くのを経験した。さらに共同住居の場合、入院中しばしば病状の悪化を繰り返していた患者が、共同住居に入居してからは状態が崩れそうになっても、ある一定のところまでくると安定を取り戻すということがあった。

こうした現実を目の当たりにして私が考えたことは、「当初の不安や戸惑いは私個人にとってのもので、患者のためのものではなかった」ということである。であれば私自身がそうしたこだわりを克服すべきなのだと思った。そして、実際に共同住居支援を手伝ってみると、予想に反して治療関係に悪影響を及ぼすような馴れ合いは起こらず、生活の場でのかかわりと面接でのかかわりを、患者自身が使い分けてくれることがほとんどであった。このことは、精神分裂症圏内の患者だからこそと考えている。

ボランティア活動を始めた当初のことをPSWは「社会復帰施設は病院でも是非つくりたいものだという感じをもっていたが、この共同住居へ関わるようになってからその感じが変わってきた。病院と関係のない地域の共同住居に入居しているメンバーの様子を見ると、まったく病人らしさがなく自信にあふれ、いかにも地域の住民といった感じがあった」と語っている。その理由として、「地域に暮らすことによる社会的責任といったものと関係があるのではないか」と述べている。私はそれに加え、共同住居は一定の守られた枠があったうえで、その人がその人らしく自由に生活することが許される環境にあるためと考える。やはり精神病範疇の患者に対しては、環境を整えることやその人の脆弱な面を具体的にサポートすることで道が開かれていくことがある、との認識を深めた。

そこで私も担当する患者には、訓練を目的に、いっしょに買い物に行くとか共同住居へ同伴するなど、日常生活にかかわっていくことも自分の重要な役割とするようになった。当初はPSWに引っ張られるかたちでの活動だったが、次第に私自身、主体的にPSWと連携をはかるようになってきた。後ほど述べるが、私が長年担当してきた兄妹も、PSWそして「さくらアパート」の管理人との連携の結果、共同住居への入居が可能になった。兄妹は退院への明るい見通しに、出口のない絶望的な入院生活から、目的をもった、希望のもてる入院生活へと変化を遂げ、治療にも意欲を見せ、現実に退院していくことができた。

臨床心理士が他職種と連携をもち、そして共同住居を支えるための地域支援に参加することで、より患者のために役立つ仕事ができるようになったと思う。こうしたことは、患者の内面の理解ばかりでなく社会生活面での理解にもつながり、患者の全体像をとらえたうえでの対応が可能になるという利点がある。そして事実、住居の管理人などから得られる情報は、患者のSOSを受け取りやすくし、問題への素早い対応を可能にするという点で治療関係を促進させた（これについては後の事例で詳しく触れたい）。

このようなありかたは、臨床心理士とPSWにとっては、互いが他職種の視点を取り入れることで、それぞれのアイデンティティがかえって際立つことになり、しかもそれぞれの職域の視野を広げることにつながった。

さくら会の活動

さくら会は、「第一さくらアパート」が位置する地域住民の賛同署名を土台に、グループホーム運営のための会員を募り、一九九五年に市民団体として活動をスタートした。

最初の第一さくらアパートは寿司屋、次の第二さくらアパートは写真館、三箇所目の保坂アパートは学生の下宿屋だった。個室や共同部屋・風呂・トイレなどをメンバーとスタッフで改築し、生活必需品は地域の人たちからの寄付で開設した。「さくら会」は、近隣の日赤奉仕団の買い物ボランティア、カトリック教会福祉委員の昼食サービス、地域住民の夕食作りなど、多くのボランティアの力で支えられている。そして地域との触れ合いを大切にするために、運動会など地域活動にも積極的に参加している。また、老人福祉サービスとして週一回「お茶飲みサロン」を開いている。家族的な温かい雰囲気が生まれ、町のなかでメンバーの生活の場も自然に広がっている。メンバーの就労・社会参加を目的に、出張作業を中心として便利屋「エスサービスさくら」も始めた。昨年、四箇所目の白川アパートがスタートし、現在は五箇所目となる「めぞん一刻」の入居準備へと、需要に応じて拡大してきている。

このような地域参加型社会復帰施設開設を実現させたのが、管理人の薄井美里・花形春樹の両氏である。両氏は、私財を投じてアパートを設立し、昼夜問わず住居メンバーを支え運営してきた。この人柄と熱意に打たれた長野市桜枝町の住民は、地区をあげてボランティアによる支援を行なっている。こうしたさくら会の活動は、

「地域に根ざした精神障害者の共同住居」として全国的にも注目されている。県内のメディア（NBS）でもスペシャル番組として大きく取り上げられ、精神障害者に対する理解と社会復帰支援の重要性が呼びかけられた。私たちも、これら一連の活動に関わり連携をすることで、何人かの入院患者の退院が実現し、アフターケアも可能となっている。

現在のところは、医師一名と鶴賀病院の相談室スタッフ三名・心理室スタッフ二名とがボランティア的にかかわり、とくにPSWをはじめコ－メディカル・スタッフは、「さくら会」運営に関して全般的に管理人をサポートしている。拡大型のさくら会の事業を支える管理人が潰れてしまうことのないようにサポートしていくことは、私たちの大事な務めであると自覚している。

こうして地域に社会復帰施設、とくに共同住居ができてくることは、長期入院者を抱える病院にとっては非常に喜ばしく心強いことである。ならばこそ医療現場では、それらの施設を有効利用できるような、患者にとって役立つプログラム作りを工夫しなければならないと考えている。そこで昨年からは、SSTの一環として、「入院患者の外出プログラム」を始めた。①外出の目的 ②実現方法 ③予算を立てる ④スケジュールを組む ⑤実行 ⑥振り返り（良かったことと困ったこと）⑦次の課題、このことを通し、「願えば実現する」という体験や「外の世界」への理解や興味が生まれ、表情に生き生き感が出てきた者が何人も見られる。

なお三年ほどまえになるが、山本和郎先生の「コミュニティ心理学」の講義を受けた際、「臨床心理士は、右手にロールシャッハテスト、左手にカウンセリングという、伝統的な心理臨床家のイメージから抜け出て、専門性の枠を広げ、新しいアイデンティティの確立が必要」との内容がこころに残った。当時発想の転換が起こったばかりの私にとって、これは大きな励ましとなった。

事例から見た連携の重要性

A雄とB子は兄妹であり、私とは二十年以上のつき合いである。二人ともまだ両親が健在であった頃には何回か入退院を繰り返してきたが、父が亡くなり高齢の母が老人ホームへ入居してからは、退院はおろか外泊もできない状況となった。家族は『二人とも一生入院させておいてほしい』と頼みに来て、主治医の熱心な説得にもかかわらず、断固この意志を変えず現在は縁を切った状態にある。

B子（四十歳代）について

B子は私が現在の病院に勤務して最初に受け持ったケースである。当時B子は二十歳代だったが、発病は早く、私と会った時はすでに三度目の入院だった。B子の主症状は、抑うつ的な感情に支配され、情緒が揺れやすく常に不眠を伴う。周囲に対する気疲れなどを、いつもクヨクヨと訴えていた。またドラマのようなロマンティックな世界に惹かれては不安定になって行くといった特徴があった。

私が出会ってから二回退院をして、一、二年間アルバイト・保健所のデイケア・家事手伝いと頑張った時期もあった。通院は月に一、二回で、主治医の診察後に心理面接をしていた。

しかし結婚話を機に状態が揺らぎはじめ、やがて大きく状態を崩して再入院となった。何から何まで介護しないと病棟生活もままならず、これがあのB子かと思うほどだった。ときおり病室を訪ねたが保護室に入っていることが多く、私はひたすらB子の快復を待つのみであった。半年後ようやくB子との定期的な面接を再開したが、無気力が続き、症状の安定のためのサポートが長期間必要だった。軽い躁うつの繰り返しはあったが、次第に病棟生活に順応してきて、積極性も見られるようになった。一時期安定が続いたものの、やがて表情に陰りが出てきたＢ子は、将来への不安を訴えるようになり、暗く沈みがちな日が多くなった。

入院しているあいだに父親が亡くなり、母親は老人ホームに入ってしまった。そのため退院の見通しがまったく立たず、次第に将来への悲観を深め『もう死んでしまいたい』と訴えることもしばしばだった。私もこの現状には慰めようもなく、Ｂ子は日毎に不機嫌さを増し、辛さから私に怒りの感情を向けることもたびたびあった。こうしたやり場のない怒りや、病棟生活への虚しさを訴え、職員に反抗的となったＢ子に対して「病状が悪くなったのではないか？」と心配する看護スタッフもいたが、私は「Ｂ子がより現実を直視できるまでに回復したために出てきた問題だと思う」と看護スタッフ伝えた。

「退院したいのにできない」という状況のなかでＢ子は苦しんでいる。そんなＢ子になにかすこしでも希望のもてる道はないか？　退院は無理でも、共同住居へお茶を飲みに行ったら気晴らしになるだろうか？　と考え、その意向をＰＳＷに伝えて相談した。ＰＳＷは『Ｂ子が退院したいのなら、なんとか退院させればいいじゃないか』と言い切った。正直なところ私は面食らった思いだった。「ＰＳＷはＢ子の状態がどれほど脆く、いったん病状が悪化すると快復までが非常に大変であることを知らないから、そんなことが言えるのだ」と思った。そこで、これまでの経過を説明し、「お茶を飲みに行くのがせいぜい」と伝えた。ＰＳＷは躊躇する私に『いまのＢ子をそのまま退院させるというのでなく、準備をすれば退院できるのでしょう。どのようにしたら、退院できるかを考えよう』と言う。「どういう状況をつくったら退院できるか？」という方向で考える。私にもそういう援助なら出来るかもしれない。あきらめるための努力よりも、希望を叶えるための努力のほうが、同じ苦しさでも、明るさがあると感じた。

そこで主治医とも相談し充分に準備をしたうえで、Ｂ子を退院させる方向で考えてみようということになった。まず、手始めにＰＳＷと私は「さくらアパートにお茶を飲みに行こう」とＢ子を誘い、管理人や他の入居者（メンバー）と顔合わせしてから、いずれ兄とショートステイができるように目標を設定した。そのうえで院内で行なっているＳＳＴに参加してもらい、徐々に退院に向けての準備をすることにした。Ｂ子は嬉しい反面、再び社会に出てくことへの不安から、ときおり退院をあきらめるという心境に陥り気持が揺れた。私はその不安を支える役割をし、一方PSWはきっぱりした対応をとり『あなたが嫌でも、こちらはあなたを退院させるから覚悟していてね』と言いつづけた。それによってB子は『私がどう思っても、退院できるんだよね』と、比較的安定を保つことができるようになった。ショートステイを経験しながら、その都度管理人には私が長年B子とのかかわりのなかから得た理解や対応への注意点などを伝えた。夕食作りの支援日にB子のショートステイの日程を合わせ、外泊時のB子の様子を観察するようにもした。

こうしてB子は周囲の強力なサポートのもと、無事退院することができた。入居してからも波はあり、そのつど具体的に管理人の相談に乗るというかたちでサポートしている。

退院後間もなく心理室を訪れたB子は、話の端々にある男性メンバーの名前を出すので、薄井管理人に電話をしてみた。薄井管理人も「入居者の男性を好きになったのでは」と心配しており、「早いうちに対応しよう」ということになった。これは私が退院当初から心配していたことだった。B子は、こうしたことを引き金に病状が悪化してしまう特徴をもっていた。B子は見た感じ小柄で、どちらかというと幼さを感じさせる容貌であるため、メンバーも『心配しなくてもいいんだよ』『だいじょうぶだよ』と親切に対応することが多かった。しかしB子は男性から親切にされると、その人のことを特別な人と感じるようになって恋愛感情へと傾くのだ。

私からお願いしたことは、『Bちゃんだいじょうぶ?』などと目をのぞき込んだり、肩に手をかけたりといった特別な扱いは避けるようにというもので、管理人には、すでにそのことは伝えてあったため、メンバーに対しても注意を促し、具体的に素早い対応がなされた。PSW自身もそれまでの対応のしかたを変え、B子に『○○さんは、他の人と同じ良い友達だね』とか『他の人と同じように、あなたのことも心配しているよ』というように、特別ではなく「他の人と同じ」ということを強調するようにした。管理人にも事あるごとにこの「他の人と同じ」を繰り返してもらった。B子は『○○さんも、みんなと同じ、いい友達なんだね』と、意外にも短期間に安定を取り戻していった。PSWは後で「危なかった……聞いてはいたが、あの程度で恋愛感情をもつようになるとは思ってもいなかったよ。あなたのアドバイスがなければ管理人や僕も恋愛対象になっていたかもしれないね」と言った。考えてみると、この程度の対応の工夫で病状の悪化がくい止められたのである。

こうして、ケースに関わっている立場の違う者どうしが連携することのメリットを具体的に体験した。その後も、服薬の件や微妙な症状の変化について、その都度管理人と連絡を密にし対応してきている。

現在B子は管理人に見守られ、親切なメンバー四人と家庭的な雰囲気のなかで穏やかに暮らしている。隔週に通院しているが、再入院を心配するB子の訴えが、最近あまり聞かれなくなった。『退院して良かったよ、いまのまま暮らしていればいいんだよね』と、いつも確認をとる。そして、私たちが訪問する日の夕食『こんどはハヤシライスがいいね』などと注文しながら楽しみに待っている。

・考察

B子はこれまで何度か病状が悪化し、苦しい思いを経験してきた。些細なことで揺れてしまうB子に対し、保護的に関わってきた私だった。ストレスに耐える力が弱く、病状が不安定になりやすいため、一回一回の面接が終結する形で継続してきた。つまり、その時の不安はその時に対応し、持ち越さないことをこころがけた。しかし徐々に、入院生活に行き詰まりを見せたB子の状況を打破する必要に迫られ、共同住居利用についてPSWに協力を求め連携が始まった。やがて共同住居の管理人とも連携が始まり、結果として退院が実現した。B子を他の人にすっかり手渡してしまうのではなく、ともに手を結びながらいっしょに支えて行くという、私としては初めての試みであった。

こうした経験から学んだことは、やはり職種の機能によってケースをバトンタッチしていく方法では、どうしても細切れの援助となる恐れがある。それぞれが、重なり合いながら全体として関わることが、より充実した援助へとつながるということである。

最後に、けっして退院をあきらめなかったB子自身の秘められていた可能性を思うと、こちら側が勝手に患者の可能性に線引きしてしまうことの危険性を感じざるを得ない。これについても、多くの視点から患者をとらえることで、その可能性の芽を発見し育むことができると考える。

A雄（五十歳代）について

A雄の主症状は激しく繰り返される躁うつが中心だった。短期間の入退院を頻繁に繰り返して、最終的に家族に拒否されたため今回の入院がいちばん長期間であった。今回の入院中にも何度か躁とうつが繰り返された。躁状態が始まると、あっという間に最高潮に上がってしまい、手のつけようがなくなってしまう。定期的な心理面接では、A雄に自分で症状をコントロールすることや状態を客観的に観察することを重視した。A雄は、主治医や看護者に自分の状態の変化について尋ね、素直にそのアドバイスに従った。私は、安定が保たれていることを評価し、励ましながらかかわってきた。

退院に至る七、八年前からは、A雄がみずから早めに病状の変化をキャッチし、注射や服薬の依頼をするようになったため、ほとんど症状に振り回されることがなくなっていた。状態がすっかり安定してきたものの、右足に静脈瘤を抱えているため働くことはできず、退院の目処も立たなかった。

妹B子の退院の話が出て、ショートステイを始めたことで、一人では自信のないB子を共同住居へ連れて行くため、いっしょにショートステイを始めた。自然にA雄も退院してもらう方向で話が進んだ。しかしB子と違いA雄には障害年金がなく、生活保護の申請が通らないと経済面で退院後の生活は不可能という問題があった。この件は、主治医・看護主任・事務・共同住居の管理人・PSW・私で、今後の方針が話し合われた。いろいろな状況を経て、生活保護がもらえることになり、ようやく退院の目処がつき、B子が退院した翌年無事退院をした。

退院後、とにかくマイペースでゆっくり過ごすことを中心にかかわってきたが、十二月末に心理室を訪れたA雄は、どことなく元気で口数も多く声高に感じられた。しかしまだ変調とはハッキリしないため、この日は帰ってもらった。

翌朝私に電話をかけてきたB雄の様子にますます不安を覚えた私は、PSWと相談のうえ、再度受診させる必要があると判断した。しかし主治医が新しく変わった直後だったので、主治医への依頼はA雄のことをよく知っている私があたった。一方、PSWはA雄が信頼しいつも寄って帰る病棟主任に、前日A雄から受けた感じを聞いた。主任の返事は『う〜ん。ちょっとねえ　危ないところだねえ。まだ昼寝ができているといってたから、その点では大丈夫だと思うけど、なんとなく心配』と言う。PSWは主治医のところへ状況を伝えに来た。私は過去の経験から「いまの様子がとても心配な状態だ」とも伝え、話し合いの結果「いまが限界だろう」との結論が出され、すぐA雄を呼ぶことにした。主治医との診察のあと、精神安定のための注射が指示された。

この一連の動きは、すこしばかり過剰反応のように思われるかもしれない。しかしA雄に関して私の経験から、ちょっと元気すぎるけれど様子を見ようといって、一週間後には保護室に入ってしまうような状態になることが、何度も入院中にあったのだ。私にとっては退院以降、最も恐れていた状況だったのである。A雄も入院中から状態が崩れてしまうことを恐れ、自分なりに薬や注射の要求をしてはコントロールしてきていた。今回、A雄が素直に受診してくれたのは、入院中の面接過程で共有してきた問題点であり、解決策であったことが生かされたためと思う。

その後もしばらくは、不安定な状態は続き油断はできない状況にあった。しかしなんとか保っているといった感じであった。

その後二週間ほど経ってから来院したA雄は、まず心理室に立ち寄った。退院してからの自分について振り返り「すごく辛かった」と打ち明けた。A雄とすると『自分が入居者のなかではいちばん後輩なので、細々気を使い率先してゴミ捨て・ご飯炊き・管理人の休みの日の食事の支度等をしなければいけないと思ってやってきた。しかし、他のメンバーがあまりにも何もしようとしないので、不満や怒りがたまってきていた』と語った。

管理人からは「やりすぎだ」と言われたが、A雄は「自分がやらなければいったい誰がやるんだ」という思いがあったという。『つらかったけど今更病院に帰ることはできないし、共同住居にいられなくなればホームレスになるしかない。このような状態になってしまった自分が情けなく、自分を責めている』と語った。周りにも応援してもらったのに、こんなふうになってしまった自分が悪いんだという自責感があったようだった。

私は『病気とあなたは別なんだよ。いっしょに病気をコントロールしていけばいい。だからそんなに自分を責めなくてもいいんだよ』と伝えた。そして『つらいときには、いくつかのメニューを持っているといいね。一つには今回のように注射をしてゆっくり住居で休んでいる方法もあるし、場合によっては、絶対に入院はしてはいけないと思うのではなくて、休息のための短期入院という方法もある。自分が状況に応じて、どれを選ぶかを決めるといいよ。あなたは長く入院していたので、また入院したらお終いと思うかもしれないけれど、これからの病院はむしろ社会生活を支えるための雨宿り的な場所として利用しましょう』と、A雄のつらさを受け止めるとともに、いくつかの対応策を提案することで、自分を追いつめている状態を軽減しようとした。退院してA雄は初めて弱音を吐いた。

このあとA雄は相談室のPSWのところへも話しに行った。PSWとしては、A雄の現状に対するネガティブな受け取りの部分に関して、ポジティブな考えかたを提示してくれた。PSWが伝えたのは次のようなことであった。

「入院中、病棟での生活は安定していた。そこでは、自分がやること、他の人がやることをきちんと区別して、『自分にとって無理のないのはどこまでか？』ということがはっきりわかったうえで生活していた。今回、退院して新しい環境に入ったので、どこまでだったら大丈夫か、これ以上やると危ないとか、いまは自分のなかで模索しながら自分の枠を作っているところだから心配はない。むしろ、不安定なときに、今回のように早めの対応がとれたことに意味がある。自分の枠ができるまでは、まだ数回こうしたことがあると思うが、そういうことを繰り返しながら、だんだん枠ができてくると、入院していた頃と同じように安定した生活になる。あなたが新しい環境のなかで戸惑うのは当然のこと、今回のように対応していれば、何の心配もない。」

その後も状態が不安定だったので、引き続きA雄について管理人とは、PSWともども頻繁に電話で連絡をとりあい、状況判断をした。一時は入院かと覚悟し病棟の当直者にもその旨準備を依頼したが、薄井管理人は「社会でこの危機を乗り越える経験が、自信になるから」と、Ａ雄を自分の管理するアパートに寝泊まりさせ付き添ってくれた。この強力なサポートのお陰で、Ａ雄は入院せず危機を脱することができた。

・考察

これまでＡ雄は、病状が悪化すると手がつけられず、何回となく家族は非常に苦労して入院させていた。その後始末も大変なものだったと聞く。家族がＡ雄の退院を頑固に反対してきた一番の理由はそこにある。Ａ雄もそのことは自覚しており、なかば退院をあきらめていた。

Ａ雄については経済的な問題もあり、医師・看護者はじめ事務職員・管理人・ＰＳＷ・心理と合同の話し合いをもち、退院に向けての準備をした。他職種の連携のもと、Ａ雄を共同住居で支える環境を整えていった。その結果、Ａ雄も妹と同様に長い入院生活に終止符を打ち、退院していくことができた。今回再入院の危機に直面した際も、長年かかわってきた私の情報をもとに、連携しながら危機を乗り越えた。どうしても、長いかかわりをしてきた私は、状況をより深刻に捉える傾向がある。その点、管理人は、緊急避難的入院よりは、この危機を今後の生活に活かそうと考えてくれた。Ａ雄が再入院をせず落ち着いたことに対し感謝を述べる私に、薄井管理人は『バックに病院があるから安心してかかわることができる』と言ってくれた。こうした連携が、いかに重要であるかを改めて確認させられた思いだった。

現在Ａ雄は大変安定しており、メンバーの食事の世話なども、無理せずみずから調整しつつ行なっている。Ａ雄もＢ子と二人で二週間に一度外来へ通院しているが、夕食作りの訪問を通し、病状や日常生活での様子をうかがいに行くことを私の重要な役割としている。

まとめ

精神に障害をもつ人々は、病の他にもさまざまな障害を副次的に抱えてしまう。私はこれを精神障害者の抱える三重苦と考えている。第一は病気そのものの苦しみ、第二は障害を患者本人が引き受けて行く苦しさ、第三は社会復帰を遂げるための障害への苦労（社会の偏見・家族との断絶など）。

『この病気は治るの？』『薬はいつまで飲むの？』『いつになったら退院できるの？』という質問を、これまでどのくらい受けただろう。そして、いつもその答えに窮したものだった。私は多かれ少なかれ、「臨床心理士というバックグラウンドに支えられ、逆にそれが私を不自由にもしてきた」ということがあると思う。私は臨床心理士として「患者とは面接枠のなかでかかわるべき」また「話を聞く以外は、何もしてあげてはいけない」との教えを受け、「あなたはあなた、私は私」といった姿勢を重んじてきた。したがってそれを変えていくことは、そう簡単ではなかった。しかし「ケースによって対応がそれぞれ違って良いのだというより、違ってあたりまえなのだ」と、いまなら言える（もちろん基本的姿勢は重視したうえでのこと）。

これまでの臨床経験を振り返りつつこうして原稿を書いていると、他職種と連携しながら私のなかで幾度となく「ああそうか」体験があったことに気がつく。

病気が治らなければ退院できない、とはもう考えなくなった。精神症状が安定したならば、次は症状をコントロールしつつ歩める道を、患者といっしょに探すことが大切だと考える。いくつかの方法をあげ、そこから患者が自分で選択できるのが理想だと思う。必要に応じてこうした対応が柔軟にとれることが、ロジャーズのいうところの「人間尊重」なのだと考える。心していないと、ともすればケースのための枠ではなく、臨床心理士のアイデンティティを守るための枠になりかねない。

臨床心理士ばかりではなく、専門家と呼ばれる者は、もっと外に開かれた存在でなければならないと思う。そのためにも、いろいろな分野の人が互いに専門性を理解し、連携し合いながら、患者をサポートしていくことこそ重要で、とくにこれからの精神科医療には必要不可欠だと思う。他職種がチームとして連携していくということは、患者のその時々の状況に応じ、医師・地域の人たち・PSW・臨床心理士などが、それぞれ主導権を変えながら患者にとって必要な援助を提供し、全体として支えていくことであると思う。

これからの臨床心理士が専門職として病院で力を発揮していくためには、心理室のなかに留まって心理テストや心理療法だけにエネルギーを注ぐばかりでなく、他職種との協力に基づくチームの一員として地域への生きたかかわりをとおしてこそ、本来の臨床心理士としての役割が果たせるとともに、医療機関のなかで必要不可欠な存在として位置づけられていくことになると思う。むろん心理療法や心理検査の実力を重要視することはいうまでもないが、精神病院において、とくに精神分裂症をはじめとする重い精神障害者を扱う際には、柔軟性をもって、面接室以外でのかかわりもしなければならないと考える。はじめは私も、臨床心理士としての独自性が失われる感じがあったが、むしろそれは逆で、立場の違う人のなかにあってこそ独自性が生かされるのだと、体験をとおしてわかった。

おわりに

臨床心理士である私がこうしてチーム医療や地域支援について原稿を書くようになるなどとは、思いもよらないことだった。人と人の出会いの大切さをいまさらながらに思う。

心理室に埋もれていた私にまず大きな発想の転換へと導いてくれたのは、職場の同僚である精神保健福祉士の夏目宏明氏だった。そして「さくら会」の薄井美里さん・花形春樹さんと出会うことで、入院患者の社会復帰を目指す私たちに道が開いた。また、こうしたチーム医療・地域支援への取り組みを「臨床心理士の重要な役割」として評価し、応援してくださった村瀬嘉代子先生との出会いも、私にとってはほんとうに思いがけない、感謝すべきことである。

謝辞

今回の執筆にあたり、夏目の的確な参考意見と文章構成への協力に対しこころより感謝を述べたい。また、当病院のチーム医療スタッフ――（現在は在職していないが、いまも「さくら会」の強力な支援者である）医局の小山恵里氏、相談室の夏目宏明氏・小林洋子氏・清水美佐子氏、心理室の小平明子氏にも感謝する。

参考文献

厚生省精神保健福祉法規研究会監修〔一九九八年〕『精神保健福祉法詳解』中央法規出版

「さくら会」関係資料

山本和郎・原裕視ほか〔一九九五年〕『臨床・コミュニティ心理学』ミネルヴァ書房

臨床心理士へのエール

精神保健福祉士　夏目　宏明

日頃から当院心理室のスタッフとは協力関係のもとに仕事をしている私にとって、臨床心理士は身近な存在であり、マンパワー的にも臨床心理士との連携なくしては日々の業務が成り立たない。とくに精神障害者の共同住居の支援をはじめてからは、互いに歯に衣着せぬやりとりをしながら切磋琢磨してきた。

ところで、一九九九年の心理臨床学会で「地域支援活動における臨床心理士の役割──精神障害者共同住居との関わり」と題して川俣と発表した。このことがきっかけとなって、精神障害者のリハビリテーションに取り組む何人かの臨床心理士と御縁ができた。そして翌年の同学会では、そのような仲間を募って自主シンポジウムを企画した。テーマは「精神医療に携わる臨床心理士の専門性と他職種との連携」である。フロアには思った以上に人が集まり、熱心な意見や質問が出された。

そこで改めて実感したのは、精神病院で援護寮やグループホーム、デイケアなどの仕事に従事している臨床心理士が、「自分のしていることは、ソーシャルワーカー的である」と、アイデンティティの揺らぎを感じていることだった。一方、神経症圏や境界型人格障害などへの心理面接や心理検査にばかり追われていると、「精神分裂病をはじめとした、病態的に重い精神障害を抱えた人々に対し、臨床心理士として何ができるか？」と、自分の役割に悩んでしまうという人もいた。「この仕事をするには、いっそソーシャルワーカーの立場をとったほうが働きやすいのではないか？」とさえ考えてしまう人もいた。

しかし私がそういった方々に言いたいのは、分裂病をはじめとした重い精神障害者の支援についても「まさに臨床心理士は臨床心理士として、社会復帰に関する仕事をしてほしい」ということである。臨床心理士がソーシャルワーカー（精神保健福祉士＝ＰＳＷ）の真似をしようとしても無理があるし、こちらの立場から言わせていただくと、ＰＳＷの仕事をそんな簡単に考えてもらっても困る。

臨床心理士が精神障害者のニーズを知り、それに沿った支援をすれば、それは臨床心理士の仕事になるのである。支援する際に臨床心理士の守備範囲に精神障害者のニーズを合わせようとすると、本当の支援にならない場合があったり、アイデンティティの揺らぎが生じるのではないだろうか。むしろバックグラウンドが違うことで視点が異なってきて、その連携や協力を通して厚みのある支援が可能になるのだと思う。逆にいうと、単にバックグラウンドが違うだけで、目の前のクライエント（分裂病をはじめとする病態の重い精神障害者に限らず）の必要に応えていくという点においては、臨床心理士もＰＳＷも同じだと私は考えている。臨床心理士に対する一般的イメージは、仕事の守備範囲が決まっていて、心理検査や内面を扱う役割ばかりが前面に出ている。社会福祉の領域にいる人のなかには、「臨床心理士は人間を見ないで、人の心だけを診ようとしている」とさえ思っている者もいる。

繰り返していうと、自分のアイデンティティや守備範囲を意識しすぎると、目の前のクライエントの必要ではなく、こちらの必要にクライエントを当てはめた支援になってしまいかねない。そして、そうした専門家が関わると、細切れな支援になってしまうのではないだろうか？　臨床心理士が、特に分裂病など重い精神障害者に対して責任をもった仕事をしようとすると、必然的に面接室以外での支援や他職種との連携も必要になってくると思う。

さて、ここでＰＳＷと臨床心理士の専門性の違いについて論ずるのも無意味ではないが、私はやはり、互いに理解しあいチーム医療を担う一員として、よい連携を今後ますます結んでいきたいと願っている。そういった意味で、ＰＳＷである自分がクライエントとの関係で大事にしていることについて述べ、それを臨床心理士の方々にも読んでいただこうと思う。

ＰＳＷの自分は、クライエントとの関係で何をいちばん大切にしているだろうか？

そう考えてみると、やはり一番は「いま行なっていることは、誰のためになっているのだろうか？」ということを、いつも気にかけていることであろうか。そもそもＰＳＷの専門性は、「クライエントの自己決定の過程につきあい、そのうえでクライエントの自己実現をお手伝いすること」にある。注目する点は「人と環境との相互作用において問題が顕れてくる」と考えるところにあり、クライエントとそれをとりまく環境との両方を視野において関わるということである。つまり「人と人との関係性」について関わるということになる。専門用語として、個人を対象にしたケースワーク（現在では用語的には「ケアマネジメント」に代わってきているが）、集団を対象にしたグループワーク、地域を対象にしたコミュニティーワークなどという言葉がある。

用いる技法においては、社会福祉に特有の面接技法というのを明かに提示するのは難しい。したがって、ケースワークのもともとの基盤でもあるところの精神分析的理解のしかたに始まり、ロジャーズの来談者中心療法のカウンセリングの技法、交流分析・ゲシュタルト療法、システム理論的アプローチ、行動療法などなどの技法のうち、クライエントを支援するにあたって必要であろう、有益であろう技法はすべて取り入れてきたということがある。むしろ、どの技法を用いるかというよりは、クライエントの理解や支援に必要な技法であれば、それぞれを道具として用いるということである。その点、乱暴にいえば、それぞれの研究成果のいいとこどりをしているといえるかもしれない。要は、道具としてどれだけ使えるかということにある。

先にも述べたように、私の関心は「クライエントは自己決定をしていく流れのなかで（過程として）いまはどの位置にあるのだろうか？」「クライエントの自己決定を阻んでいるものは何か？」「自己決定したことを実現していくためには何が必要で、どんな支援を必要としているのだろうか？」に向けられている。こういった話をすると川俣は、「臨床心理士とかなり重なっている感じだね」と言う。皆様はどう思われるだろうか。

そもそも対人援助職は、元をただせば、目の前にいるクライエントの必要に応えるという点で、ほとんど同じことを目指しているのだと思う。学んできたバックグラウンドによって多少の視点やアプローチのしかたの違いが絡んでくるかもしれないが、要は「いま目の前にいる、困難を抱えてきているクライエントにとって、何が必要なのか？」といった視点では、職種による評価の違いなどないのが普通なのではないか。

私たちは日頃の取り組みのなかで「いったい誰のために行なっているのか？」に絶えず思いを巡らすことが重要である。あまりにあたりまえのこと過ぎるが、よくよく振り返ってみると案外、成果を求めている自分や、理論にケースを当てはめようとしている自分に気づき、冷や汗が流れることがある。私たちＰＳＷはもっと心理的理解や面接技術を高める努力が必要だと思うし、強いて言わせていただくとすれば、臨床心理士の方には、心理学的人間理解の立場から他職種とよい連携を結ぶことのできるセンスを身につけてほしいと願う。

第五章

終末期医療といのち
――がんの緩和ケア

小池 眞規子

がん医療の特徴と現状

がんの臨床経過と患者の心理

がん患者は、左図のような臨床経過をたどるなかで、さまざまな問題に直面し、その都度精神的な動揺を経験する。がんをめぐる多くの問題は、不確実性を伴う。このことが、告知の有無に関わらず、患者に不安と期待の不安定な状態をつくりだす。

症状の自覚

がんを疑う症状を自覚したとき、誰もが「まさか」と思い、「そんなわけはない」と一旦は否認する。気がかりな不安の解決のため、この段階で多くの人は医療機関を受診するが、「がんかもしれない」との思いを持って医療機関を訪ねることじたい大きなストレスである。「がんの専門の病院でまず診てもらおう」と思う人、「がんの専門の病院に行くのは怖い」と思う人、また、不安がもともと高い人や、健康に自信のある人、自分の健康に関して何らかの強い信念を持っている人などは、医療機関への受診がなかなかなされないことがある。

精　査

検査中は、大丈夫だという思いと、最悪の場合を恐れる気持とのあいだを揺れ動く。患者にとっては初めて体験するさまざまな検査が行なわれる。検査の度の緊張、検査に伴う身体的負担に患者は心身ともに疲労する。ス

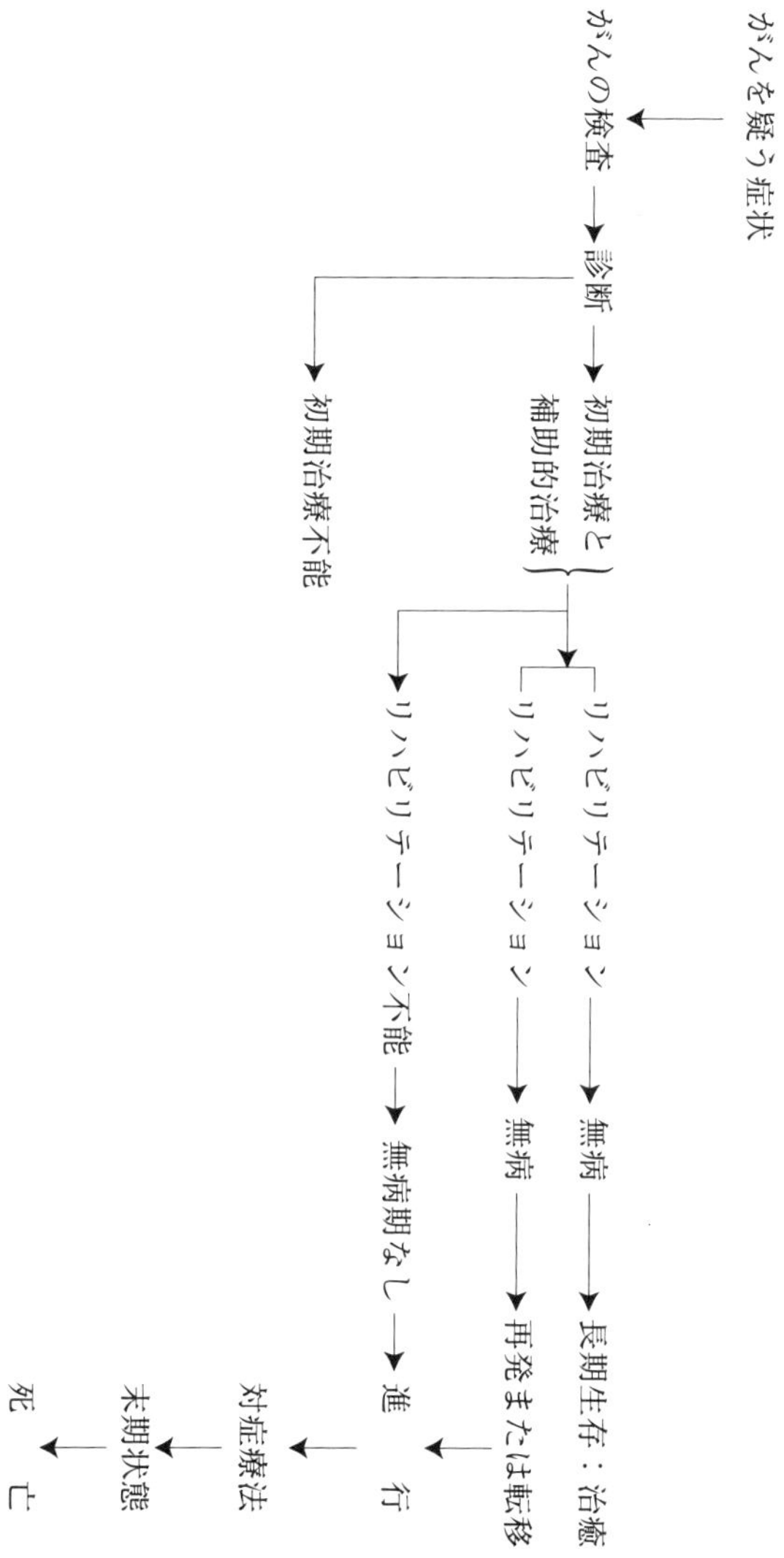

Holland,J.C., 1990.

タッフの何気ない言動にも敏感に反応する。一つひとつ検査を終えながら、すべての検査結果が揃い、結論を待つあいだは非常に長くつらい時間となる。待たなくてはならないとわかっていても、こころの揺れ動きがさらに大きくなり、いてもたってもいられない不安状態となる。

診断

がんの診断なされたとき、患者本人に病名を告げるかどうか、告知の問題はわが国ではまだ議論がなされているところである。しかし、本人が自分の病気について知ることは、治療方法の選択も含め、その後のその人の生きかたに関わる重大な本人の問題と考える医師は増えている。がん告知による患者の心理的反応については、多くの研究がなされ、どのようにがんを患者に伝えるかについてもその重要性が検討されている。

がんを告げられた直後の患者は、非常に強い衝撃を受ける。がん＝死、あるいは生命の危機ととらえ、「頭が真っ白になった」と表現する人は多い。次いで、「そのようなことが自分に起こるはずはない」という否認や、「もうだめだ」と絶望感・挫折感が起こる。この時期の患者は強い衝撃を受けており、医師の説明は理解されていないこともある。通常このような時期は二、三日続く。その後、混乱・不安・恐怖・無力感・絶望感などとともに、不眠・食欲不振などの身体症状や集中力の低下が起こり、日常生活に支障をきたす場合もある。一週間から十日でこの状態は軽減し、がんを抱えて生きるための、新たな状況への適応の努力が始まる。このような動揺は誰もが体験する正常な反応であることを患者に伝えることで患者は安心感をもつ。適応しはじめると、患者は情報を整理し、現実の問題に直面することができるようになり、楽観的な見かたもできるようになる。

しかしなかには強い不安や抑うつが遷延する場合もある。また、早く治療を始めなければがんが大きくなってしまう、病気が進行してしまうと焦る人も多い。

初期治療

どのような治療を行なうのか？　治療を待つあいだの患者の不安は非常に高い。具体的な治療の方法、予期される副作用やその対策など、どの治療にもインフォームド-コンセントが求められる。説明が充分に理解されたか、一つひとつの事実の確認が重要である。

治療により、患者はさまざまな変化を余儀なくされる。手術による機能障害や外見上の変化、化学療法による悪心・嘔吐、脱毛、肥満など、放射線治療による機能障害、外見上の変化、脱毛などにより、患者は自信を失ったり、自尊心を低下させることもあり、日常生活や社会的活動の減少につながる。

この時期の患者は同じ病気の仲間により大きな支えを得る。治療の手順や治療によりどのようなことが起こるか、起こったことにどのように対処していったらよいかなどの具体的な情報交換から、患者どうしでなければわからない気持の共有など、互いの支え合いが大きな力となる。後にこの時期を振り返って「楽しかった」と述べる患者は少なくなく、その後の交流が続くこともある。

初期の治療が終わると、患者は日常生活に戻っていく。とりあえず病気を克服した、危機を乗り越えた喜びをかみしめる一方、社会生活への復帰は、戸惑うことも多くある。健康な人のなかに戻っていくことは、機能障害や外見上の変化が喪失として強く認識される。身体の喪失は少なくとも、がん患者ということで周囲に過剰に意識されたり、家庭や社会での役割が変化したり、そのことに疎外感を感じ、抑うつ的となることがある。再発や転移への不安が常につきまとい、ときには強い恐怖感となる。退院後患者は経過観察のため定期的な外来通院をする場合が多い。時が経つにつれ、不安や恐怖は弱まり、再適応していくが、定期検査の度に不安は高まる。定期検査の間隔が長くなることは、病気の終息という思いにつながる一方、間隔があくことで病状変化や再発・転移の発見が遅れるのではないかとの不安につながる。治療後順調に日常生活に戻り、以前と大きな変化なく生活している人でも、定期的に病院に来ることで、「自分ががん患者であるということを改めて思い知らされる」という人もいる。

再発・転移

一部の患者はこの後再発や転移を経験する。再発・転移を告げられた衝撃は、がんの診断を受けたとき以上であると多くの患者は述べる。初期診断時の病名告知は衝撃ではあるが、これから治療すれば治るとの希望をもって治療に望む。しかし、再発・転移はその治癒を目標とした治療であったはずのものが、そうではなかったという患者の治療に対する理解を修正せねばならず、より深刻である。治療が失敗であったという失望感、憤り・怒り、「もう治らないのではないか」「見放されるのではないか」という恐れ、そしてあらたな身体症状の出現による苦痛や障害など、再発時の精神的動揺は、より大きなものである場合が多い。

進行期

症状が次第に進行してくると、さまざまな症状が出現し、日常生活に支障をきたすようになる。当然のことながら、患者の精神状態は、その日その日の体調に大きく影響を受けるため、身体症状のコントロールは非常に重要である。自力でできないことが増えるにつれ、家族や周囲の人への気兼ねや負い目など心理的苦痛も伴ってくる。病状の進行による予期せぬ症状の出現、それに伴う身体的苦痛のなかで、死を改めて意識する。多くの不確実なことがらへ対応を迫られ、患者は消耗し、無気力・無感動となり、引きこもることもある。

終末期

一九八一年以降、日本人の死因の第一位は悪性新生物である。一九九八年には二八三、〇〇〇人あまりの人が悪性新生物により死亡している。医学の目覚ましい進歩にも関わらず、がんが命を脅かす病であることにかわりはない。「終末期」の明確な定義は難しいが、最近の考えかたでは、治癒の可能性がなくなり生命予後がおおよそ一年以内とみなされる場合、おおむね「終末期」と考えられている。死に臨んでいる患者は、周囲の状況を敏感に感じ取っている。さまざまな身体症状による苦痛と、自制を失うこと、愛するすべての人を失うこと、身体機能を失うことなど多くの喪失体験を重ね、孤独感を増していく。終末期には「孤立させないこと」「個別性を尊重すること」が重要性である。

がんと一口に言っても、以上のように臨床経過によって幅広い対応が求められる。がんの病態的特徴や治療方法、病状経過の特徴などの基本的知識と理解をもち、がんの患者と家族が必要とする援助を行なっていくことが大切であると考える。

こころのケアの役割

臨床心理士の役目

国立がんセンター東病院は、厚生省の国立病院・療養所再編成計画の一環として、国立柏病院と国立療養所松戸病院の統廃合により、一九九二年千葉県柏市に開院した。東京・築地にある国立がんセンター中央病院とともに、がん医療に関わる治療・研究・教育の専門機関である。また新病院には、国立療養所松戸病院における五年間の実践経験をもとに、国立病院として初めての「緩和ケア病棟」が設置された。

患者・家族相談室

病院開設以来、緩和ケア病棟内には、緩和ケアに関する患者や家族、他の医療機関からの問い合わせの窓口として「緩和ケア相談室」が置かれ、電話および面接による相談を受け付け、緩和ケアへの受診・入院相談、緩和ケアについての情報提供（他施設の紹介など）、カウンセリング的援助を臨床心理士が担当してきた。相談は原則として、電話による相談を週二日（午前中のみ）、面接による相談を予約にて行なった。相談件数は電話相談、面接相談合わせて月平均四十〜五十件であった。相談者の約八割は家族であり、とくに妻・娘からの相談がその半数を占め、患者本人からの相談は約一割である。相談内容は「緩和ケア病棟への入院に関すること」、「患者の介護に関すること」、「治療に関すること」が主なものであった。

がん患者は、前述のごとく、その臨床経過のなかでさまざまな問題に直面する。国立がんセンター東病院開院後八年が経過し、緩和ケアに限らない一般外来、一般病棟の患者・家族の相談窓口の必要性が患者・家族および医療スタッフから出されるようになった。そこで二〇〇〇年四月より、従来の「緩和ケア相談」を「患者・家族相談」とし、相談室を緩和ケア病棟より、外来部門の一角に移し「患者・家族相談室」とした。新しい相談業務についてはまだ開始してまもないことから、詳細は明示できないが、相談件数は確実に増加している。

緩和ケア

一九五〇年代、六〇年代には、終末期医療のあり方を総称することばとして「ターミナル・ケア」ということばが使われていた。七〇年代になるとホスピス運動の広がりとともに「ホスピス・ケア」ということばが使われるようになる。そして八〇年代にはカナダを中心に「Palliative Care＝緩和ケア」ということばが広く用いられるようになった。

わが国に初めてホスピスが紹介されたのは、一九七七年であった。施設としては、一九八一年に静岡県聖隷三方原病院にできた聖隷ホスピスが日本で始めてのホスピスである。

日本では、施設の名称としての「ホスピス」と「緩和ケア病棟」は、ほぼ同じ意味で使われている。全国ホスピス・緩和ケア病棟連絡協議会が一九九七年に示したホスピスケア、緩和ケアについての基本的考えかたは以下のごとくである。

ホスピスケア・緩和ケアは、治癒不可能な疾患の終末期にある患者および家族のクオリティー・オブ・ライフ（QOL）の向上のために、さまざまな専門家が協力して作ったチームによって行なわれるケアを意味する。そのケアは、患者と家族が可能な限り人間らしく快適な生活を送れるように提供される。そして、ケアの要件として、次の五項目をあげている。

・人が生きることを尊重し、誰にも例外なく訪れる「死への過程」に敬意をはらう

・死を早めることも死を遅らせることもしない
・痛みやその他の不快な身体症状を緩和する
・精神的、社会的な援助を行ない、患者に死が訪れるまで、生きていることに意味を見いだせるようなケア（霊的ケア spiritual care）を行なう
・家族が困難を抱えて、それに対処しようとするとき、患者の療養中から死別したあとまで家族を支える

国立がんセンター東病院には二五床の緩和ケア病棟が設置されている。緩和ケアでは、抗がん剤や手術といったがんに対する根治的治療を行なうのではなく、がんに伴うさまざまな症状のコントロールを積極的に行ない、患者・家族の生活をも含めて支援していこうと努めている。

緩和ケアを選択するかどうかは患者本人の意志による。多くの患者にとって、緩和ケア病棟は「最期をむかえるところ」とのイメージが強くあり、緩和ケアの選択には、時に苦悩が伴う。一方、がん治療についてのさまざまな情報や、自身の経験から、早期に緩和ケアへの登録を希望する人もいる。また、緩和ケアは病棟だけでなく、自宅での生活が可能な人については、外来で症状のコントロールを行なっており、緩和ケアに登録したあと外来通院を続けている患者も多くいる。

緩和ケア選択に際しての相談およびカウンセリング、緩和ケア初診外来でのインテーク面接、緩和ケア登録後の患者・家族のケアなど、緩和ケア、終末期における臨床心理士の役割は非常に大きい。がんの患者、とくに終末期の患者とその家族への対応についての詳細は後述する。

乳がん患者のためのグループ療法

日本で本格的ながん医療への取り組みが始まってから三十年が経過した。この間のがん医療の進歩には著しいものがあり、がん患者の生存率と延命率は大幅に向上した。「がんイコール死」とのいうとらえかたから、「がん

は慢性疾患である」との考えかたがなされるようになってきている。がんの治癒率が充分に高くなったわけではないが、がんを抱えながら長い期間を生きる患者が増えてきている。

がんの診断を受けた後の患者の生活は、多くの場合今までとは異なった生活を余儀なくされる。がんに対する治療、そのことによって起こる生活への影響、そして時には身体機能の喪失、次つぎと起こる病状の変化、再発や転移、あるいはその不安など、多くのことに直面しながら生活していかなければならない。

欧米では、がん患者がこのような問題に対処していくための一方法として、グループ療法が試みられている。国立がんセンター研究所支所精神腫瘍学研究部では、精神科医・看護婦・臨床心理士・ソーシャルワーカーが研究メンバーとなり、一九九七年より九八年にかけて術後早期乳がん患者のための六週間のグループ療法を行なった。その結果より、グループ療法の有効性が確認され、マニュアル作成と普及、臨床における実践の検討が現在なされている。

患者の苦痛とカウンセリング

患者のカウンセリングにおいて臨床心理士には、以下のような患者の苦痛への対応が求められる。

治療の選択と緩和ケア

近年、がんの治療方法・技術の進歩はめざましく、驚くばかりである。とはいうものの、がんがいまだ生命を脅かす重大な病気であることには変わりない。がんセンターは病院名のごとく、がんの専門病院であり、特別な場合を除いて、ほとんどの患者に病名・病状の説明が直接なされる。そのうえで、個々の病態に対してどのような治療の方法が考えられるか、その治療の効果はどのくらいか、副作用などのリスクはどの程度かといった説明が行なわれ、最終的にどのような方法を選ぶかは、患者本人の選択になる。

がんであるかもしれないと疑ってはいても、現実に診断が確定されることは、患者にとっては当然のことながら衝撃であり、なおかつ、今後の自分の生きかたを含め治療方法を自分で決めなければならないということは、大きな戸惑いとなることが少なくない。

がんの治療としては一般的に、手術療法・化学療法・放射線療法などが行なわれている。いずれの治療も程度の差こそあれ、肉体の部分的喪失や外観の変化、機能障害、薬物による副作用などの負担を伴う。そのため、患者自身が、自分が受ける治療について充分に説明を受け、今後の生活を考えていく必要がある。そして、ときには自分の生きかたに基づく治療方法の選択が求められる。病名・病状・治療法・治療の見通しや限界を充分に知り、医療者からの支援を得ながら、自分自身の人生を考えたいと望む患者も増えてきている。

進行期や終末期に至った患者はさらに重大な自己決定をしなければならない。身体的に大きな負担がかかっても、副作用の強い化学療法を行なうことで、がんと闘う姿勢を貫く患者がいる一方、諸症状のコントロールを中心とした緩和ケアを選択する患者もいる。根治的治療が限界とわかってはいても、「緩和ケアを選ぶことは、何もせずただ死を待っているだけのような気がする」と、現実と自己の「生きたい」という強い思いのあいだで苦悩する人も少なくない。できるだけ自宅で過ごしたい、最後を自宅で迎えたいなどの希望もある。どの道を選ぶことが自分にとってよいのか、そして選んだ道をどのように自分にとってよい道としていくか、患者は常に大きな課題と直面している。

「がんは慢性疾患であり、がんと共に生きる」と言われるが、患者や家族からは「病気と仲良くすることの難しさ」の訴えを多く耳にする。

喪失過程における悲嘆

これまでも述べてきたように、患者は、病気により身体のさまざまな機能を喪失したり、身体機能に変化を余儀なくされることが多い。手術により臓器を失う。四肢や乳房を失う。声を失う。治療で髪の毛を失う。女性性・男性性を失う。病気の進行により視力を失ったり、四肢の麻痺が起こることも少なくない。そして人工肛門や人工膀胱・義肢など、失ったものに代わる新たな自分の一部とのつき合いが始まることもある。

身体の変化ばかりでなく、病気のために社会的役割が変わったり、人間関係が変わったりと、生活環境にも変化が起こってくる。

病気の進行とともに、これらの変化が次々と起こったり、複雑にからみあってくる。

また、終末期には、いままではあたりまえであったことがだんだんできなくなっていく時期がくる。とくに食事・排泄など身の回りの基本的な生活が自分の力だけでは思うようにいかなくなっていくとき、患者は情けなく惨めな気持に包まれる。自力でがんばることから、だんだんと人に委ねていく過程では、こころに大きな揺れが何度も押し寄せる。

自己イメージとのギャップ・葛藤

健康なとき、人は「自分が病気になったら……」「死を迎えるときは……」などと想像してみる。そして「自分だったらこうするだろう」「自分だったらこうしよう」というイメージを思い描く。しかし、実際病気になったとき、しかも余命が長くないとわかったとき、以前思い描いていた自分の反応とまったく違う自分の様子に「こんなはずではなかった」と驚くことがある。自分はもっとしっかりしているはずだ、こんなにうろたえてはいけない、などと、いまの自分を「こうあらねばならない自分」に当てはめようとして葛藤する。

マスコミなどでとりあげられるがんの闘病記をモデルに、なにかを成し遂げなければならないと考えたり、病気と闘う強い自分であろうとするが、そのような気持にならない、そのようにできない自分が情けなく、自己否定感が強くなる。いまの自分のほんとうの気持を見つめ、自分の多面性に気づき「いまの自分も自分なのだ」という自己肯定感につながる援助が求められる。

症状に対する不安

病気の進行により新たな症状が出現したり、予期せぬ症状が起こってきたり、終末期の患者にとって安定した生活、時間を長く過ごすことはたいへん難しい。

新たな症状が出現し、その対応がなされる。落ち着く間なく別の症状が出現する。医師から詳しく病状を説明されていたり、起こり得る症状について知らされていても、現実に次つぎと変化に見舞われると、変化の早さに理解が追いついていけないことがある。また、漠然と理解していても、現実にそのことが起こってみると、その重さは想像以上であることが多い。まったく予期していなかったことが起こることもある。病気の過程を一つひとつ受け止めてきても、とどまることなく困難が生じてきたり、安定した状態が得られないと、「これからどうなるのだろう……」という不安がますます高くなる。

このようなときには何かせずにはいられない気持となり、さまざまな民間療法へ気持が走ることもある。標準的な治療方法では、がんは根治することができないとわかっていても、もしかしたら効くかもしれない、奇跡が起こるかもしれないと考える。周囲の人に強く勧められるということもある。不安に思う気持を理解するとともに、症状に対する医療的対処とその充分な説明が繰り返し必要となる場合もある。また、民間療法などについては、正しい知識・認識をもつこと、少なくとも体調や現在の治療に影響がないようにすることなどの理解を促す必要がある。

死の恐怖

死とはどのようなことかは、人にとっての永遠の問題であろう。しかし、終末期の患者にとっては切実な現実的問題である。

未知の世界への否定的イメージが恐怖となって現れる。また、死ぬのは怖くないが死ぬまでの過程が怖いと、死ぬ時はどのような経過で最後の時をむかえるのかを尋ねる人がいる。苦痛への対処方法や最後の様子など、患者の問いかけから逃げることなく、現実の恐怖感をやわらげる具体的な語り合いが必要なときがある。

誰にとっても「死」は怖いものであろう。次の世界がどのようなところなのだろうかと誰もが考える。宗教をもっていればよかったと語る人もいる。「死とはどういうことか？　死ぬときはどのようであるか？」「死んだらどうなるか？　未知の世界はどのようなところか？　どのようであったらよいか？　どのようであってほしいか？」「宗教とはなにか？」などを患者と率直に語り合うことが大切である。臨床心理士を含めて、医療者ひとりひとりの死生観や哲学が問われる。

人生の意味、自己の存在の意味

自分の人生がどのようであったか、自分が生きてきた意味はなにかなど、自分の人生を振り返り、自分自身を振り返り、これが自分の人生だったと確認し、自分の存在の意味づけをする過程がある。家族との関係を振り返ったり、いままで考えたり感じたりしたことのない何かを発見することもある。

一方で、病気になったのは自業自得・祟り・なにかの罰と考える人がいる。

また、病気の進行が非常にゆっくりとはしているが、しかし着実に悪化の方向にあり、多くの困難をかかえながら生活しなければならないとき、患者は「いつまでこのような状態が続くのか」「いつまでこのような状態で生きなければならないのか」「家族に申し訳ない」など、現在生きていることの意味や今の自分の存在に否定的、悲観的な気持を抱くことがある。このようなときには、ともにその人の人生を振り返りながら、肯定的な意味づけができるような援助が必要となる。

また、献体・角膜や臓器提供の希望を聴いたり、遺言書の作成について相談するなかで、人生の意味、自己の存在意味を語り合うこともある。

病気の長期化による苦悩

がんは進行性の慢性疾患であり、治癒しなければ進行していく。進行するに従って出現する症状は多くなり、全身性の疾患になってくる。多くの場合、患者は健康な時の生活に戻ることは難しくなり、どのように生活のしかたを変更していくかということが大きな問題となる。進行の速度はがんの種類や部位などによって異なる。乳がんや前立腺がんのように進行がゆるやかな場合もある。根治的治療が困難ではあるが進行がゆるやかであり、身体症状は対症的治療によりおおむね落ち着いている、しかしまったく症状がないわけではなく、体調は日々異なる、健康なときのような生活はできない、このような状態で長く闘病生活を送っている患者は自分の生活のありかたに疑問を感じることがある。何かをしようと思っても健康なときのようにはできない、何をして毎日を過ごしてよいのかわからないという。「身体が痛いときはそちらに全神経が集中していたが、痛みが取れてみると毎日の時間をどう過ごしてよいかわからない。何かをする体力・気力がない。がんは苦しい病気だと聞いていたが、精神的にこんなに苦しいとは思わなかった。」と述べた患者がいる。また、骨転移などにより下肢や四肢が麻痺した状態での長い闘病生活では、いっそう苦悩が強くなる。

心身をリラックスさせる

患者のなかには、言語的カウンセリングのみでなく、具体的にリラックスする方法を希望する人がいる。そこで、自律訓練法「背景公式」を用いた短時間のリラクセーションを行なうことがある。それは、自分にとって落ちつけるイメージを描き、心身をリラックスさせるというものである。患者のなかにはリラクセーションにより症状コントロールの治療以外に「なにかをしてもらっている」という満足感をもつ人もいる。また、そのときだけでも「気持がよい」と思えたり、「呼吸が楽になった」という人もいる。寡黙な人、話しをすることが負担になっている人と共に過ごす時間にもなる。イメージされる光景は、小さいときのことや過去の生活に関わることが多い。それが人生を語るきっかけとなったり、またそのイメージからその人の意外な面を知ることもある。

家族

家族の一員が重大な病気に罹ったとき、家族全体に与える影響は当然のことながら大きい。

わが国の医療現場では、がんなどの病気の場合、病名や病状の説明は本人よりもまず家族に対してなされるのが一般的である。そして、家族の同意を得てから患者に説明しようとする傾向が強い。家族の意志でその後のことが決定していく、ということが当然のこととして行なわれ、家族が患者に相談せずに決めたことが、患者の生きかたを左右し、患者の意思に反することもある。患者自身にも家族に相談して家族に決めてもらう傾向があり、家族の役割は大きい。社会的変化のなかで、家族のありかた、人々の家族に対する意識も大きく変わってきているが、家族のつながりは今日もやはり強い。

予期的悲嘆

がんなどの生命にかかわる重篤な病気の場合、わが国では、患者本人よりもまず家族に対して病名や病状の説明を行なうことが普通である。病気を知らされた家族は、大切な人を失うかもしれないという、大きな深い悲しみを伴う危機的出来事に直面する。

家族にとってはその時点から不安が始まる。家族はがんという診断が告げられた時点から援助を必要とするのである。これからどうしたらよいのか、まず何をしたらよいのか、家族だけで途方に暮れることが多い。とくに病気がすでに進行した状態だと、家族の不安はより強いものとなり、いっそう混乱してくる。このような急性期には、家族への集中的なかかわりが必要となる。充分な時間をとって話を聴き、家族が感情と思考の整理ができるようにすることである。そして家族とともに、患者にどのように対応するかということを相談していくことが必要である。

愛する人との永遠の別れなど、喪失を予期して嘆き悲しむことを「予期的悲嘆」といい、死別に対するこころの準備を整え、死が現実になったとき、その衝撃や悲嘆をすこしでも軽くするのに役立つといわれる。家族は医師より患者の病名・病状とともに、近い将来患者の死をまぬがれることができないと告げられた時点より、予期的悲嘆のプロセスを歩むことになる。

予期的悲嘆への援助は、看取る家族の不安や絶望感をやわらげつつ、患者への援助力を引き出すとともに、残される家族のその後の生活をも視点において行なわれることが求められる。

患者の病状による揺れ動き

家族の気持は、当然のことながら患者の病状・心理状態に左右される。家族が患者の病状変化の現実を受け入れ、そのときの患者の気持に添っていくことは、大変なエネルギーを必要とすることである。患者の状態が多少でもよい方向に見えれば、あたかも病気がよくなるように思える。病状が悪化すれば「やはりだめか」との思いに至る。家族はそのつど一喜一憂し、しかし厳しい現実を受け入れていかなければならない。病状の変化だけでなく、病気の進行に伴う患者自身の変化を認めることも時に家族にとっては辛いことである。外見の変化のみならず、「元気な頃にはこんなではなかった」と思われるような患者の行為や人格の変化を目のあたりにして、家族は、驚き、そして悲しみ、どのように対処してよいのかと戸惑う。

家族は患者に何かしてあげたいと強く思う。そして愛する人を失うかもしれないという大きな不安、失いたくないという切実な思いは、ときには患者の意思に反した思い入れ、思い込みとなる。家族が患者にとって良かれと思ってすることが、患者には大きな負担となることが少なくない。

「何をどのようにしたらよいかわからない」という家族のことばもよく耳にする。とくに終末期の患者の気持は、その日その時の体調やこころのありようによって大きく変わる。家族がその変化を理解できず、患者の気持に添うことができず患者に対応することで、患者がいらいらし、家族はさらに戸惑うということがよくある。

家族は誰に自分の気持を理解してもえらえばよいのかわからず、一人で悩んでいることも多い。患者から苦痛を訴えられたり、怒りを向けられたりすることで、自分の無力さを感じ、罪悪感をもったりする。家族の現在の気持に耳を傾け、感情の表出がなされるよう働きかけ、そしてときには、患者への具体的な対応を伝えていく必要もある。また臨床心理士が間に入り、家族間の調整、家族間での話し合いも必要となる。

家族構成と家族の関係

終末期には家族および家族関係がさまざまな様相をみせ、家族をめぐる大きな現実的問題が表面化しやすい。遺産や相続の問題、それに伴う遺言書の問題、患者を取りまく複雑な家族ダイナミクスの中での看取りの問題など、それまでは予想もしなかったようなことが露呈されることがある。ひとつの家族に複数の問題が生じていることも少なくない。

家族のありかたが変わってきている、とマスメディアなどで報じられている。「核家族化」「少子化」など一世帯の構成数が減少を続けていること、高齢者世帯が増えていること、晩婚化により単身者世帯が増えていることなどがあげられる。たしかに、終末期医療の現場において患者を支えるのが誰かを考えていくときに、これらの現実を実感することが多い。そして「家族」の構成だけでなく、家族の関係・つながりがこれまでの「家族とはこうあるもの」との概念ではとらえられなくなっていると感じている。

一般的な家族像として、配偶者・複数の子ども・兄弟・両親などの存在をまず考えるが、結婚していない人、離婚した人、子どもがいない人、一人暮らしの人、高齢者夫婦の二人暮らし、結婚という形をとらない同居、再婚など、家族モデルとしての形が現代では定型でなくなっている。また家族関係のありかたも、二世帯住宅、同一敷地内の別棟住宅など、親子が同居に近い形をとっていても、互いが独立した生活を営むことを尊重し、できるだけ干渉を避けるようになってきている。現代の家族は、家族としての心的つながりが薄くなってきているように感じる。

したがって病気になったとき、互いに気兼ねや遠慮があり、かかわりかたがわからないという状況が生じる。そして、医療機関や福祉サービスなど、気がねなく頼れる他人を求める傾向が強くなってきている。

とはいうものの現実には家族の関わる比重は大きい。そして長期の看病・介護では家族の身体的・精神的負担が増していく。社会資源の活用により家族の負担を軽減することもできるが、若年者の場合には経済的に大きな負担となることもある。

このような危機的状況のなかで、家族はその出来事への対応のしかたによっては強い絆をつくる。あるいは、過去に共有した感情を思い出して、その関係を再構築することもある。しかし、融合していくことが難しい場合や、家族が解体していく結果となることもある。解決能力が乏しくなってしまった家族に対し、家族が機能を再構築し、成員がそれぞれの役割を見いだし、その役割を遂行し、家族が家族の力動で解決に向かうことができるように援助し、支えていくのが臨床心理士はじめ医療者の役割と考える。

具体的には、家族のなかのコミュニケーションによる成員相互の感情的かかわりを深めていくことが一つの重要な点となろう。

家族のカウンセリングは、現在の悲嘆・苦悩の緩和のみならず、死別後の悲嘆のプロセスを順調に経過させるためにも非常に重要である。家族がどのように現状を理解し、そのことにどのような気持をもっているか、どのように行動を起こそうとしているかを把握することが必要である。残される人々が適切に喪の作業（グリーフワーク）を行ない、死別後に「その人らしい死であった」「家族として最善が尽くせた」と感じられるようにすることが大切である。

親を看取る子ども

患者の年齢が三十代・四十代の場合、子どもはまだ小さく、「子どもに親の病気・死をどのように伝えたらよいか」との相談を受ける。子どもだからわからない、こどもがかわいそうだから、と、何も知らせないほうがよいという考えもあるが、それは子どもを孤立させてしまうことになると考える。すぐよくなると言われていたのに、突然親が亡くなったと知らされたとき、子どもは驚き、悲しみ、家族のなかで自分だけが疎外された悔しさで傷つき、家族への信頼感を失ってしまうことがある。親は病状を子どもにも説明し、看取りの過程を家族がいっしょに体験することが大切なのではないかと考える。自分が家族の一員なのだという自覚は、その後の子どもの精神的立ち直りにも影響を与える。兄弟がいる場合にはお互いが支え合うことにもなる。また、いつも正しい情報が与えられているという安心感は子どものこころを落ち着かせる。

親の病気あるいは死をどのように伝えるかは、子どもの年齢や性格によっても違ってくるであろう。また、家族それぞれに考えかたがあろう。しかし、幼くても子どもはその年齢なりの理解のしかたで、親の病気・死を受け止める。家族の最も重要な構成員として子どもを認識する必要があるのではないだろうか。

ビリーブメントケア

ひとりの人間の死と、それに至るプロセスは、周囲の人にもさまざまな波紋を広げる。とくに家族にとって、大切な肉親を失う体験は厳しい試練である。愛する人の死を体験したとき、残された人々は一連の情緒的反応を経験する。この反応は「悲嘆のプロセス」とよばれ、多くの人は立ち直りまでにおよそ一年を要するといわれている。

死別によって引き起こされる感情は悲しみが大半を占めるが、そればかりではなく、充分に看護できなかったという後悔や、死者に対する罪意識など、さまざまな感情が交錯することが多い。

死の直後の数週間から数ヵ月にわたる大きな危機の時期を越えると、大部分の人はその後、悲しみを自分なりの解決の方向へと導いていく。死別の悲しみは、死別後の精神的後遺症の意味で使われることが多いが、精神的な問題ばかりではなく、さまざまな問題が二重三重に襲ってくる。愛する人を失うだけではなく、いままでの生活全体を失う場合がある。一家の働き手を失った場合には、収入に大きな影響を及ぼす。住居が変わる、学校が変わるということもある。家庭にいた主婦が職を求めなければならなくなったり、小さな子どものいる男性は、仕事を変えなければならなくなることもある。老人夫婦の場合、生活における相互の依存度が非常に大きく、配偶者を失うことにより一人で生活することが困難になる場合が多い。また、こども家族との同居であったとしても、心理的孤立の状態になってしまうこともある。

死別の悲しみは病気ではない。喪失に対する健全な反応である。しかし、身体的・精神的に病気になる人もいる。悲しみが正常な経過をたどらずに病的兆候となっていることを示す危険信号を見過ごし、早期に手当てがなされない場合に、重い抑うつや種々の精神症状・心気症症状などの「病的悲嘆」に陥ることがある。

死別後の家族に対する援助(ビリーブメントケア)は、わが国ではまだあまり行なわれてはいない。悲しみは時が癒してくれるもの、という考えかたが一般的である。しかし一方では、死別体験者の語り合いの会や電話による死別後の相談、親を亡くしたこどもの会などの活動も行なわれはじめている。

「ホスピスケア・緩和ケアの基本的考え方」には、死別したあとまで家族を支える、とある。患者と死別後の家族の悲嘆のプロセスを理解したうえで、家族への援助をいかに行なっていくかは、今後の課題であろう。

カウンセリングに求められること

病気に関する知識

病いをもつ人のカウンセリングを行なう際には、その病気についての医学的知識をもつことが不可欠である。

したがって、がん医療に携わる臨床心理士は、がんについて理解することが求められる。もちろん一口にがんについて知るといっても、それぞれにその病態は複雑であるが、基本的な医学的知識をもったうえで、それぞれの患者の病状についてある程度知っておくことが必要である。とくにがんは、病状の変化が患者・家族の心理に及ぼす影響が大きい。

柔軟な対応

面接は、患者や家族がみずから希望して行なう場合もあれば、医療スタッフなどからの勧めによって行なう場合もある。少なくとも患者・家族は臨床心理士と会うことに同意をしていることが前提ではあるが、必ずしも面接動機が患者や家族にとって明確ではないことがある。

勧められはしたが初めから面接を希望しない場合、一回のみの面接でその後の面接を希望しない場合、病状の変化などにより面接の中断を希望する場合などがある。

また、面接の形も構成的には行ないにくい。病状の変化、その日その時の体調によって、予定を変更する必要がある。面接時間は長時間になることもあれば、五分・十分ということもあり、またその様式も、通常の対話・会話に限らず、リラクセーションを行なったり、なにも話さず手を握り、ともに時を過ごすこともある。患者によっては「いま来てほしい」「いま話したい」「話すことがあるかどうかわからないけれど毎日来てほしい」と言われる場合もある。

ときには声を失った患者との筆談による面接もある。筆談の場合、患者にとって書くという行為は非常にエネルギーを要することであり、患者自身が思うことを充分に伝え切れないと感じることがある。また病状の進行によっては書くことができなくなり、患者の思いを理解することが非常に困難となる。

家族との面接も同様に、患者の状態の変化によっては頻回な面接が必要になる場合、定期的な面接ができなくなる場合などがある。

「いま、この時」を大切に、カウンセリングの基本を踏まえたうえで、そのときどきで柔軟に対応していく必要があろう。

個別性の尊重

人はそれぞれ何十年もの人生を生きている。その人の生きかたにかかわる個人の価値観・信念・信条・哲学など、一人ひとりが生きてくる過程で築いてきた人生観は、たとえ死を間近にしたからといって、大きく変わるものではない。また、変えられるものでもない。

またそこには、さまざまな親子・夫婦・家族の関係がある。「人は生きてきたように死をむかえる」といわれる。それは、みずからの生を凝縮して死をむかえるということであろう。ひとりの患者の生きてきた歴史、そして病を得た後の生きて行く過程に対して、私たちの価値観ではなく、その人の価値観に添った対応による援助を行なっていくことが大切である。

チーム医療と地域臨床の実際

現代医療はチーム医療であるといわれる。従来の、医師を頂点とした看護職・その他職種・患者・家族といったピラミッド型を形成する医療のありかたから、患者・家族を中心にさまざまな職種がチームを組んで医療サービスを提供していこうとする考えかたへの転換が始まっている。

しかし、チーム医療が必ずしも思い描くようにうまくいかない現実もある。柏木はその理由として三点を指摘している。

・医師がチーム医療の重要性を認識していない
・コ・メディカルスタッフの力不足
・コーディネーターがいない

チーム医療を進めていくには社会的認識の成熟も求められる。患者や家族にとって医師そして看護職は、医療の長い歴史のなかで培われてきた絶対的な存在である。医療には医師・看護職だけでなく、さまざまな職種が関わっており、それぞれどのような役割を担っているかを患者・家族に理解してもらうことが必要である。

チーム医療が社会的に成熟していく過程においては、医療を代表する存在である医師の、チーム医療に対する認識と、とるべき役割はとりわけ大きい。現在の日本の医療構造のなかでチーム医療を考えていくとき、医師がコーディネーターの役割を担うことが多いのではないだろうか。医師がいかにチーム医療的発想の基にチームをリードしていくか、そしてその他の職種が、チーム医療を行なっていくための各職種における専門的知識・技術

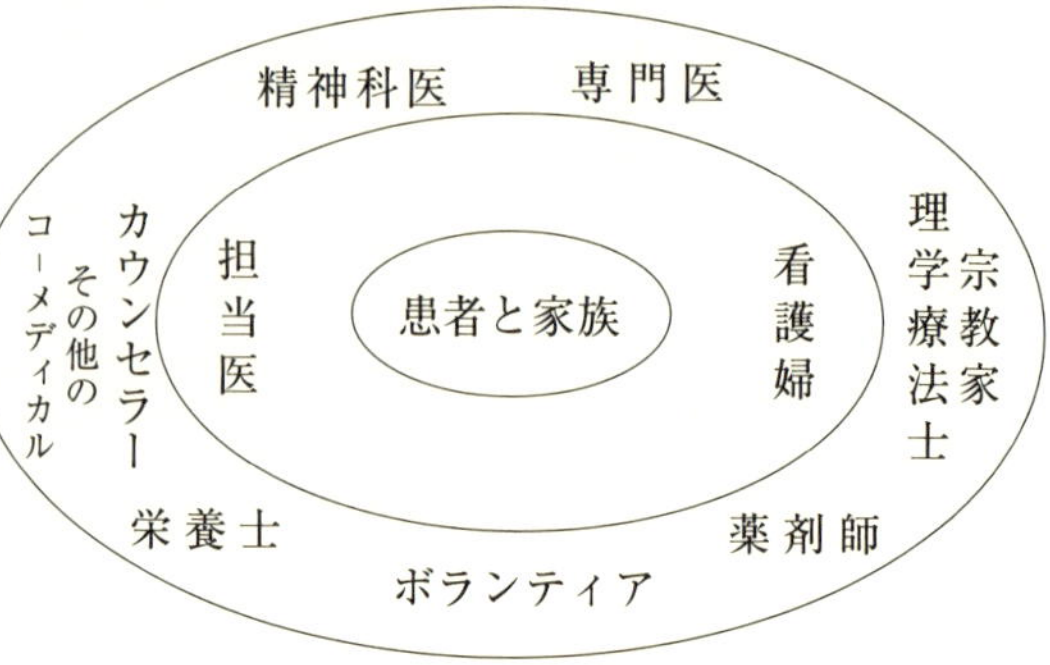

を自信をもって提供していくかが、その後のチームの成長につながっていくものと考えられる。

がん医療においては、その臨床経過のなかで、まずがんを患者に伝えるかどうかが問題となることが一般的に多い。「がん告知はプロセスであり、チームワークである」とのことばがあるように、告知をはじめ、その後のがんの治療過程で当面する多様な問題には、がん医療に携わるさまざまな職種からなるチームによる対応が不可欠である。

とくにホスピスケア・緩和ケアでは、チーム医療の考えかたがケアの基本にあり、その実践が積極的に行なわれている。モデルの一例を上図に示したが、緩和ケアには、担当医・看護職を中心に、精神科医・薬剤師・栄養士・理学療法士・臨床心理士・宗教家・ボランティアなどさまざまな職種が関わっている。これらの職種が参加するチーム医療の利点は、患者の状態、あるいは家族を含め患者を取り巻く状況を総合的に判断できるということである。

チーム・アプローチの実践例

国立がんセンター東病院緩和ケア病棟におけるチーム・アプローチの試みを紹介する。

合同カンファレンス

国立がんセンター東病院緩和ケア病棟では、毎週月曜日に合同カンファレンスが行なわれている。メンバーは緩和ケア外来・病棟医師、看護婦、看護助手、在宅電話サービス担当看護婦、臨床心理士（兼任——緩和ケア病棟専任ではなく、病院内全般に関わっているということ）、薬剤師（兼任）、栄養士（兼任）、その他必要時に各科担当医師、理学療法士などである。——カンファレンスの内容は以下の如くである。

・新入院患者の紹介

合同カンファレンスではまず、前の週に緩和ケア病棟に入院した患者の紹介と、その患者に対する今後の治療・療養についての話し合いが行なわれるが、その手順は以下のごとくである。

・担当医または担当看護婦による、現在の状態、家族背景、心理・社会的背景などについての紹介

・入院前の状況についての情報提供——患者が緩和ケア外来に通院していた場合には、外来担当医がこれまでの病歴、入院に至った状況について説明する。在宅電話サービス（緩和ケア外来通院患者に専任看護婦（非常勤）が週一回または二回自宅に電話をかけ、病状や日常生活の様子を聞いたり、患者・家族の相談にのる。緩和ケア外来通院患者・家族のケアにおいて、臨床心理士と在宅電話サービス担当看護婦との連携は重要である）を受けていた患者については在宅電話サービス担当看護婦より、在宅での様子が伝えられる。臨床心理士が初診時、あるいは外来通院時に関わり、取り上げるべき心理・社会的問題がある場合には提示する。一般病棟より緩和ケア病棟に転棟となった場合には、一般病棟における担当医より情報提供が行なわれる。臨床心理士が関わっていた場合には同様に問題の所在等を提示する。さらに必要な場合には、患者に関わる他科の医師（精神科・整形外科・泌尿器科・頭頸科など）より情報が提供される。

・担当医、担当看護婦を中心に、入院後の治療、療養計画を話し合う。身体的治療のみならず、必要に応じてどのような職種がどのような関わりを持っていくかを検討する。入院中に家族間の調整なども行なう。退院を目標

とする場合には、退院後の生活を視野に入れ、必要であれば訪問看護ステーションへの依頼を考える。

・入院患者についての問題点

入院中の患者については、担当医師、担当看護婦、必要時には他職種によるショート・カンファレンスが、毎日もたれているが、とくにスタッフ全体で話し合ったほうがよい問題について話し合いを行なう。

・死亡患者についての問題点

前の週に死亡した患者について、死亡時の様子や特別な問題がなかったか、担当医・担当看護婦より簡単に報告する。

月例カンファレンス

月一回、死亡患者についての事例検討を行なう。担当看護婦が事例をまとめ、医師・看護婦・臨床心理士、その他関係職種が参加し、事例の経過を振り返る。

ショート・カンファレンス

昼休み後、毎日三十分から一時間、医師・看護チームを中心に個々の患者についての話し合いが行なわれている。必要時は他科医師・臨床心理士などが加わる。

多くのスタッフによる支援

Aさん――四十六歳・男性――大腸がん・肺転移・骨転移（家族は四十一歳の妻と十二歳・十歳の娘、五歳の息子）

消化器科外来医師より、「大腸がんの手術後、肺と骨に転移し、化学療法を行なってきたが、効果がなく、体力的に限界。緩和ケアを勧めたいので、話をしてほしい。」との依頼が臨床心理士にあり、私はAさんと妻に会った。緩和ケアについて説明の後、Aさんは『まだ子どもも小さいし、なんとかがんばって治療をしたいと思っていた。でももうだめなのかな……。今日はまだ考えがまとまらない』と述べ、緩和ケアへの登録の決心はつかなかった。妻はAさんの横で泣いていたが、『仕方がないよ……お父さん、できることをがんばろう』と述べた。数日後、妻より「緩和ケアに登録したい」との電話があり、緩和ケア外来初診時に再度面接を行なった。Aさんは『こころを決めるまではやはり大変だったが、冷静に考えて、やはりこの方法がいちばん自分にとっても、家族にとってもよいのだと思う』と述べた。

緩和ケア登録後は、しばらく外来通院していたが、腸閉塞を起こし、緩和ケア病棟に入院した。入院後、妻より「子どもたちにどのように話をしていったらよいか迷っている」との相談が臨床心理士にあった。子どもたちは、お父さんが病気だということは知っているが、詳しいことを話したことはないという。Aさんは子どもたちに自分の病気について話すことには積極的でなかったが、いまは「なんとかしなくてはいけないのかな、と思っている」という。しかし、自分から話をする体力・気力はない。そこで、もし子どもたちがお父さんの病気について話を聞きたいという気持であれば、医師から説明することもできると伝えた。妻の問いに対して子どもたちは、話が聞きたいと答え、担当医師から子どもたちに「お父さんの病気」についての説明がなされた。

面談は三人の子どもと妻、担当医師・担当看護婦・臨床心理士で行なわれた。末っ子の男の子は母親の膝に座って話を聞いた。長女は父の病気ががんであることを知っていた。『親戚の人が話してた。死ぬ病気だって』――それを聞いたとき、どんな気持だったかと尋ねると、『怖かった。でも、お父さん元気だったから嘘かもしれないと思った』という。妻は、まさかそこまで知っているとは思わなかった、と驚いた。面談用紙を用いて医師が説明するのを、長女・次女は時折顔を見合わせ、なにも言わずに聞いていた。息子は妻の膝の上で、ときどき医師の顔を見たり、妻の顔を見たりしながら、静かに聞いていた。面談終了時、医師が『お医者さんも、看護婦さんも、心理の先生も、みーんなで応援しているよ』と、子どもたちに伝えた。

しばらくして病状がいったん落ちついたため、Aさんの「できるところまで自宅で過ごしたい」との希望により、退院することになった。退院にあたっては、栄養士による腸閉塞予防の食事指導、薬剤師による服薬指導、理学療法士による骨転移箇所に負担がかからない動きの指導がされた。退院後は週二回の在宅電話サービスと、自宅がやや遠方であるため、訪問看護、近所の開業医の協力も得ることになった。退院後、主に妻のみが来院し、緩和ケア外来で自宅でのAさんの様子を報告した。訪問看護婦・開業医からも、定期的に医師に報告が入った。妻は外来で医師と話したあと、相談室を訪れ、臨床心理士にAさんの様子、子どもたちの様子、自身の気持を語り、『がんばります』と言って、帰って行った。

その後、病状が進み、開業医・訪問看護婦が再入院の時期と判断し、緩和ケア病棟に入院した。入院後スタッフは患者の苦痛緩和に努め、家族に対しては、もっとも負担の大きい妻を気遣いながら、子どもたちに対しては看護婦が、手を拭いたり足をさすったりといった父親へのケアに手を添え、家族がともに過ごす最後の時を支えることに努めた。

Aさんの死後、妻からはときおり、近況や子どもの様子、自身の気持を伝える電話や手紙が臨床心理士に届いていたが、やがてその間隔は長くなっていった。

おわりに

患者や家族は、医師・看護職、その他の職種それぞれとの関係において微妙に、あるいは大きく見せる面が異なることがある。また、各職種により患者・家族との関わりかた、捉えかたが異なる。それぞれの立場でとらえた患者・家族像、問題の所在などをチームが総合的に検討し対応していくことは、患者・家族が必要としていることを広く満たしていくことにつながる。

残念ながら、一般病棟においては「チーム」という認識が乏しい。多くのことは医師・看護婦間で動いている印象をもつ。しかし、医師・看護婦からの依頼、患者・家族からの求めなどにより臨床心理士が関わった場合には、臨床心理士は「チームによる関わり」ということを意識し、その患者の担当医師・婦長・看護婦、ときには事務職などのもとにこまめに足を運び、話し合いを重ねていくことがよいと考えている。

チームのそれぞれの職種の役割は重なりあうところもあれば、ケース・バイ・ケースで関わる比重も変わってくる。チームがチームとして機能していくには、それぞれの職種が互いの専門性を尊重し、充分な話し合いをもちながら、ケースを重ねていくことが大切である。チーム的なもののとらえかた、考えかたは、各職種がこのような日常臨床での経験を積み重ねていくことにより修得していくのではないだろうか。

関わる職種や人数が増すことにより、守秘義務をはじめとする職業的倫理観についても考える必要がある。各職種が患者・家族との関係性において得たことがらを、スタッフ間で共有したほうがよいことがある。しかし、同時にそこには、何をどこまで伝えてよいのかという問題が絶えず存在する。それぞれのスタッフが得る情報は、その役割の人しか知り得ないことがある。情報の共有は、患者・家族の気持や考えを尊重しつつ慎重に行なわなければならないが、情報を共有する必要性の意味を患者や家族に伝えることも必要な場合がある。さらに、チームが共有した情報は、チームのなかにおいて守秘義務があることを忘れてはならない。貴重な情報の交換が、単なる興味本位となってしまってはいけない。

チームは一朝一夕にできるものではない。チームとして機能するためには過程が必要であり、その過程において起こる問題とその対処を重ねながら土台が築かれていくものと考える。各職種は互いの尊敬と信頼において、ゆだねるべき所はゆだね、積極的に関わることが求められるときには積極的に行動していくという実践的判断が求められる。

以上、がん医療におけるチーム医療の経験をまとめると次のようなことが考えられる。

・各専門職種はそれぞれの役割を明確にし、責任を分担すること
・各専門職種はそれぞれの専門性を尊重すること
・各専門職種が連携し、コミュニケーションを充分にとること

がん医療に携わるようになって十年あまりになる。

この間、がん研究はさまざまな分野で大きな進展をみせている。新薬の開発や遺伝子治療などのがん根絶を目指した生物学的研究や、がんを心理・社会学的、行動科学的にとらえようとしたサイコオンコロジーの発展、緩和医療の普及、そして終末期医療においては、この数年、緩和ケア病棟が各地に急速に増えつつある。

人々のがんに対する意識にも変化がみられる。

しかし、がんはやはり人にとって手強い存在である。多くのがんの患者とその家族との出会いと別れのなかで、人が生きるということ、人の死ということ、さらに自分自身の生と死という永遠の課題について考える貴重な機会が絶えず与えられていることを自覚したい。

参考文献

がんの統計編集委員会編（一九九九年）『がんの統計』（一九九九年版）財団法人がん研究振興財団
柏木哲夫（一九九八年）「コメディカルの現状と今後を考える」『ターミナルケア』8-4
Holland, J.C., 1990.『サイコオンコロジー 第一版』（河野博臣・濃沼信夫・神代尚芳監訳 一九九三年）メディサイエンス社
内富庸介編・山脇成人監修（一九九七年）『サイコオンコロジー――がんに対する反応』（新精神科選書 2）診療新社
全国ホスピス・緩和ケア病棟連絡協議会（一九九六年）『緩和ケア病棟承認施設におけるホスピス・緩和ケアプログラムの基準』全国ホスピス・緩和ケア病棟連絡協議会

がん医療における臨床心理士の役割

緩和ケア病棟 医師
志真 泰夫

がん患者は何を必要としているか

がん医療の分野では、臨床心理士の必要性がようやく認識されはじめたばかりである。その背景には、がんの診断や病状・治療について患者に説明すること、患者の意思決定を尊重すること、いわゆるインフォームド・コンセントを実践する医師や看護婦が徐々に増加し、そういった態度が社会的にも奨励されるようになってきたこと、などがある。したがって患者は、がんの診断や治療に関する情報を求めており、意思決定の過程での助言を求めている。

すなわち、がん患者がまず求めているものは、精神的な援助というより、がんの診断や治療に関わる助言である。つまり、がん患者はこころが病んでいるわけではなく、自分の体を犯している「がん」という病いに対する効果的な対処法・具体的な対応を求めているのである。したがって、臨床心理士にまず求められるものは、がんに対する理解である。臨床心理士はがんを診断する立場でもないし、治療する役割でもない。したがって、がんという病気に対する理解はできるだけ特定の立場に偏らず、広く公平なものであることが望ましい。

がんの診療に携わる臨床心理士は、「がん」という病気の特徴について充分に理解する必要がある。すなわち、がんが遺伝子の変化による病気という本態からして、多様性と個別性を併せ持っていること、がんは多段階の発育と転移・再発など動的な過程をたどること、さらに、生活習慣とも関連した慢性病であることなどである。すなわち、「がん」は人間の生命、生活と深く結びついており、それゆえに、人間の心理状態や精神活動に強い影響を及ぼすのである。

臨床心理士には何ができるか

それでは、「がん」を抱えた患者に臨床心理士は何ができるのか。

ほとんどのがん患者は臨床心理士という存在をまず知らない。患者は医師には適切な診療と専門家としての助言を期待する。看護婦には具体的な診療を助ける役割と生活するうえでの助言を期待する。しかし臨床心理士には何を期待していいかわからない、というのがいまの現実である。

しかしがん患者は、「がん」という病気を持ったひとりの人間として、自分の存在を理解してくれる人を求めている。臨床心理士が着目するとすれば、その点であろう。もちろん、みずからの存在を理解してほしいと自覚する人はいまだ少なく、多くのがん患者は

「がん」という病気を受け止めることに精一杯である。しかし、どうやって受け止めていいか、助言する役割をもつ職種は医師・看護婦以外が適切であり、臨床心理士はその役割を担えるであろう。そして、そこから臨床心理士と患者との信頼関係は始まると言ってよい。

したがって、がんの診療に携わる臨床心理士は、カウンセリングを求めていない人にカウンセリングを行なう技術を持つ必要がある。つまり、臨床心理士は患者の求めに応じて適切な助言をし、患者がみずからの病いを受け止め、それに対する効果的な対処法を身につけることができるように、柔軟に対応する必要がある。

もうひとつ重要な役割として、がん患者の家族に注目する必要がある。わが国のがん医療では家族の果たす役割は非常に大きい。医師や看護婦から家族は患者にかわる意思決定の代行者という役割を期待されることもある。家族も、患者に対して保護的な役割を演じることが多い。わが国では家族の保護的な役割を当然のこととする社会的な雰囲気がいまだ強い。しかし、家族は患者とともに「がん」という病気のストレスに晒される立場にあり、患者同様さまざまな援助を必要とする。

その援助する役割は、医師も看護婦も果たさねばならないが、臨床心理士はそれに深くかかわる役割をとることができる。とくに高齢な配偶者、子ども、複雑な家族関係にある人々は、専門的なかかわりを必要としている。すなわち、がん医療では臨床心理士は個人の心理に注目するのみではなく、家族も含めた人間関係の心理に注目する社会的な視点が必要とされる。したがって、患者も含め家族の問題に対処するためには、カウンセリングのほかにソシアルワークをはじめとする人間関係への援助技術、日常的な問題への具体的な対処（たとえば経済的な負担への対応など）が求められる。

チーム・アプローチ――臨床心理士と他の職種との関係

がん医療は近年、急速な高度化・複雑化の方向に進みつつある。したがって、医師・看護婦という基本職種だけでは対応しきれない問題がさまざまなかたちで起こってきている。そこで、臨床心理士をはじめとするコ・メディカル・スタッフの果たす役割が重要となってきた。

多職種のチームが機能するためには、各職種の役割が明確になっていること、各職種の責任が分担されていること、専門職種として互いに尊重しあう態度があること、職種ごとのコミュニケーションがとれていること、これらは最低条件といえる。

そのために、いま臨床心理士に求められるのは、専門職種としての役割の明確化であろう。すなわち、専門職として臨床心理士は、何ができるのか。それを目に見えるかたちでほかの職種に示す必要がある。私はとくに、カウンセリングの技術以外に患者や家族にアプローチする方法や技術を身につける必要があると思う。「リラクセーション」もそのひとつであろう。

また今後の課題として、臨床心理士はスタッフ間の心理的な葛藤に注目する必要がある。臨床の現場では、患者と家族を中心にして職種間の立場の違いや対立が生じることがある。

とくに医師と看護婦は緊密に協力しあう関係にあり、葛藤も生じやすい。職種間（多くの場合はスタッフ個人どうしの対立や葛藤というかたちをとる）の問題は、基本的には当事者の話し合いによって解決する必要があるが、臨床心理士はその問題の性質や原因を把握できる立場に立つことがある。患者の心理や家族との人間関係が、スタッフ個人どうしの対立や葛藤に反映することもしばしばある。臨床心理士はこうした問題の所在を明かにして、チームの混乱や葛藤を調整する役割も期待される。

がん医療における臨床心理士の活動は、いま始まったばかりである。これからさまざまな可能性が試されなければならない。

第六章

新たな感染症　新しい挑戦

――HIV臨床

矢永　由里子

HIV臨床の特徴と現状

HIV感染症について

近年、感染症はその勢いを再び増し、WHO（世界保健機関）は「我々は、今や地球規模で感染症による危機にある」と宣言しているが、この新興感染症の代表的なものとして、HIV感染が原因となるエイズ（後天性免役不全症候群 Acquired Immune Deficiency）が挙げられる。

国連の報告によると、一九九九年末の段階で、世界のHIVによる感染者は成人で三二四〇万人、小児で一二〇万人にのぼっている。また年間の新規HIV感染者数は五六〇万人（そのうち二三〇万人が女性、五七万人が小児。この小児の感染の九〇％は母子感染による）で、一日あたりの感染者数は一五三〇〇人となっており、この勢いは現在も続いている。とくに最近では、東ヨーロッパや南アフリカ地域にHIV感染が広がっている。エイズ問題は世界の南北の経済格差を反映しており、多くの開発途上の国々が現在の使用可能な抗HIV薬治療の恩恵に被ることができず、患者はエイズ発症後に死亡している。アフリカのザンビアは、近い将来にその死亡率が成人の一九％に及ぶと推定されていて、エイズが国家の存続にも影響を与える可能性も出てきている。また現在は、女性や小児の感染への拡がり（世界のエイズ患者のうち、すでに女性が四〇％を占めている、とくにアフリカでは異性間接触の感染が主流なため、女性感染者数は男性感染者の一・二から一・三倍である）や、片親や両親をエイズで亡くしたエイズ孤児（累計で一一二〇万人）の問題が年々深刻になってきている。

アジア地域では、タイやフィリピンが積極的な感染防止対策の取り組みで感染率を低下させている一方で、イ

ンド・ベトナム・日本などにおいては、ＨＩＶ感染者・エイズ患者は年々増加している。そこで日本の特徴をあげると、

・日本人男性の感染者の増加（一九九九年の新規感染者・患者の七〇％を占めている）
・感染経路として、異性間の性的接触が最多
・十代の日本人女性の感染者の出現
・献血での感染陽性率の著しい増加（十年前と比べ、約六倍の増加）

という点になる。また、前年に比べ、感染者・エイズ患者数が二、三割の増加をみている。

一九九〇年代の半ばには、性的接触によるＨＩＶ感染者・エイズ患者数が血友病患者の感染者・患者数を上回り、日本でもＨＩＶ感染症が性感染症としての拡がりをみせはじめている。また、外国人の問題も浮上してきており、多くの患者が病状悪化後に医療受診の傾向にあることや、健康保険の不持のために医療費支払いに支障が出ていることが報告されている。

最近ではとくに若年層を中心に、クラミジアや梅毒等の性感染症が浸透してきているが、性感染症に罹患するとＨＩＶにも感染しやすくなる状況に鑑みれば、性感染症の増加はＨＩＶ感染拡大に警鐘を鳴らしているといえるだろう。また献血でのＨＩＶ陽性率増加は、すでに日本社会でのＨＩＶ感染の蔓延が始まりつつあることを示していると考えられる。

エイズの社会的・文化的意味あい

ＨＩＶの感染力は、肝炎ウィルス感染率の十分の一であり、日本での感染症新法の分類においても、エイズは最も感染率の低い第四類に属している。また、ここ数年はエイズの治療薬の開発も進み、いったん発症すると治

療法がない感染症疾患（たとえば成人T細胞性白血病）に比べ、比較的恵まれた治療状況といえる。

しかし人々はエイズに対し、いまだ否定的なイメージや恐怖感を強く抱いているのが現状である。これについては「エイズがわれわれの文化的タブー：性、死、麻薬、同性愛を伴うためである」という指摘がある。このような文化的タブーは否定的な感情を喚起させ、エイズに対する偏見を引き起こしやすい。また、エイズが感染症であることも、警戒心や防衛心を強める要因のひとつとも考えられる。たとえば精神疾患を「社会性の症状」と定義し、実際の疾患以上の否定的要素が社会によって附加され、そのイメージの先行によって患者が社会的疎外を受けるとする説明もあるが、エイズも同様、実際の感染力以上に「うつる」ことへの恐れや、「恐ろしい・醜い」といった否定的イメージが先行した「社会性」の強い疾患といえよう。

ＨＩＶ感染を知らされた人々は、感染の事実に強い衝撃を受ける。これは治療法の存在が一般に知られておらず、ＨＩＶ感染の知らせを本人が死の宣告と受け取るためであるが、また同時にこの衝撃は、厳しい差別・偏見を伴う疾患に罹患したことへの動揺でもある。多くのＨＩＶ感染者／エイズ患者（以下「感染者」）は、パートナー（恋人・配偶者）や家族、友人や同僚への病名告知に対し、拒否的反応を恐れて病名を隠蔽しがちである。この結果、感染者・エイズ患者は深刻な疎外感や孤立感を経験し、精神的にも追いつめられていきやすい。ＨＩＶ感染によって患者が置かれるこのような極度の孤立状態は、エイズの社会性がもたらす独特のものであるといえよう。

日本の状況

エイズ問題のはじまり

日本のエイズ問題は、おもに血友病患者のあいだで起こった。

血友病治療薬である血液凝固因子製剤へのＨＩＶの混入により、一九八〇年代前半に、五千名の血友病患者の約四割がＨＩＶに感染した。血友病は、血液を凝固する第八あるいは第九の凝固因子が先天的に欠損している遺伝性血液疾患であるが、治療法が確立されていない時代の血友病の闘病は、出血による激痛とそれから生じる恐怖の繰り返しだった。

また、治療のための長期療養や、出血を未然に防ぐために課せられた運動や団体生活への制限は、患者の適応をより困難なものにさせた。患者にとっては血液製剤の出現は、社会復帰を可能にするために有益な治療であるはずだった。「これでやっと日向に出ることが出来ると思った。」と当時を述懐する患者もいる。その期待が大きく裏切られ、患者は血友病に加えＨＩＶ感染を背負うことになり、患者の闘病はより深刻なものへとしてなっていった。このような患者の状態は「二重の苦しみ」と呼ばれている。

実名を公表した患者が代表となり、血友病患者とその家族は、国・製薬会社に対しＨＩＶ訴訟を起こし、一九九六年には、長い年月の裁判の結果双方の和解成立に至った。この和解のなかで患者団体によるＨＩＶ医療整備への要求が、今日の日本のＨＩＶ医療体制の進展に大きな弾みをつくったといっても過言ではない。

エイズパニック

一九八六年から八七年にかけて、三名の女性がＨＩＶ感染者として報道された。この報道では、性行為によるＨＩＶ感染の事実や、感染者の妊娠、出産がセンセーショナルにとりあげられ、日本社会は、この事件をとおしエイズを「恐ろしく忌まわしい病気」として、また感染者を「疫病の汚染源」と受けとめ、エイズ問題に対し強い偏見と差別を露わにしていった。これがエイズパニックといわれる社会現象である。

このような反応は、その当時ＨＩＶ感染者の大部分を占めていた血友病患者とその家族にも向けられ、血友病患者であるということだけでＨＩＶ感染の疑いをもたれ、患者は就労や結婚問題で様々な差別を経験した。このエイズパニックは、人々にエイズに対する恐怖心を増幅させ、エイズを社会性の突出した疾患へとつくりあげた。

この事件から十年以上経過した現在でも、多くの患者が血友病であることを隠蔽している事実は、いかにエイズが社会性の部分が重く負荷されたものであるかを物語っているといえよう。

エイズの法的位置づけ

・感染症の予防及び感染症の患者に対する医療に関する法律

感染症の状況変化（医学・医療の進歩、国民の健康・衛生意識の向上、人権の尊重、および行政の公正透明化への要請、国際交流の活潑化）により、一九九八年、一八九七年に制定された伝染病予防法や、その後に制定された性病予防法、エイズ予防法が廃止され、新たに現行法の疾患をその感染力に応じて一類から四類までに類型化した「感染症の予防及び感染症の患者に対する医療に関する法律」（「感染症新法」）が公布された。この新法は、感染者の人権を明記し、入院継続の決定には、本人の意思確認と、第三者からなる感染症診査協議会の意見の反映が義務づけられており、感染症への新たな姿勢を示している。

・後天性免疫不全症候群に関する特定感染症予防指針

一九九九年にエイズの総合的・計画的対策推進のため、後天性免疫不全症候群に関する特定感染症予防指針（「エイズ予防指針」）が作成された。五年ごとに再評価を加えられるこの指針は、八つの章で構成され、それぞれの章の項目は次のとおりである。①原因の究明、②発生の予防及びまん延の防止、③良質かつ適切な医療の提供、④研究開発の推進、⑤国際的連携の強化、⑥人権の尊重、⑦普及啓発及び教育、⑧関係機関とのあらたな連携（パートナーシップ）の強化。この指針は、外国人問題やNGOと行政との連携を強調しているが、カウンセリングに関しては「相談」という文言を使用し、専門家による「カウンセリング」援助については触れておらず、この点は今後の課題として残存したかたちになった。

治療の経緯と今後

治療の発展

ＨＩＶは一九八三年に発見されたが、当初は治療薬がないためＨＩＶ感染は死の宣告であった。その後、アメリカで一九八六年に抗ＨＩＶ薬である逆転写酵素阻害剤ＡＺＴ〔一般名レトロビル〕が認可されたのを受け、日本も翌年この薬剤治療が開始された。その後、四種類の治療薬が認可されたが、期待されたほどの効果はあがらず、また患者は強い副作用に苦しみながらの服薬を余儀なくされていた。しかし一方で、免役低下に応じてＨＩＶ感染者にとり致命的にもなりうる細菌や真菌、原虫や他のウィルスなどによる日和見感染症については、治療や発症予防に有効な薬剤開発の結果、ＨＩＶ感染者はより長命に、より活動的な日常生活を送ることが可能になってきた。

一九九六年に開発されたプロテアーゼ阻害剤はＨＩＶ治療に大きな影響を与えることになった。現在までに相次いで五種類のプロテアーゼ阻害剤が認可されいるが、従来の逆転写酵素阻害剤とこの薬剤を併用する「多剤併用療法」はかなりの効果を期待できるものとなった。日本においても、この治療法の普及やＨＩＶ治療水準を高めるため、一九九七年に「治療の原則」というガイドラインが初めて作成され、二〇〇一年現在このガイドラインの第四版が出版されている。

治療の限界と患者が抱える問題点

エイズの疾患が新しいために、ＨＩＶ治療法も試行錯誤で推進されており、薬剤耐性や副作用の問題点が明らかになるにつれ、治療方針も刻々と変化している。感染者はこのような絶え間ない治療法の変化に適応しなければばならず、闘病に常に不確実性がつきまとっている。

また服薬が大変複雑で、薬剤の組み合わせによっては一日に最多で五回の服薬を毎日続けなければならない状態である。一九九八年の国際エイズ会議では、服薬が主要テーマの一つになり、抗ＨＩＶ薬を感染者がどうすれば飲みやすくなるかについて討議が重ねられた。

他方、医療費の問題も薬剤種類や服薬回数が増えるにつれ深刻になっている。多剤併用療法を受ければ、薬剤費だけで健康保険を使用しても月々五万円程の支払いが必要になり、医療費は感染者にとって大きな負担になっている。一九九八年よりエイズに対し、「免疫機能障害」として身体障害者手帳の交付が開始され、更正医療を活用することで、医療費の軽減を図ることができるようになった。しかし、これは一方で、感染者が初めて行政にプライヴァシーを公にする機会となり、手帳申請に躊躇する感染者も多いのが実状である。

こころのケアの役割

ＨＩＶ臨床とカウンセリングの特徴

ＨＩＶ臨床現場のカウンセリングで出会うエイズについての重要なテーマを以下にあげ、それぞれのテーマへのカウンセリングのかかわりについて論じたい。

ＨＩＶ感染告知とＰＴＳＤ

・ＨＩＶ抗体陽性告知の特徴

告知に関する特徴は次の三点である。①ＨＩＶ抗体検査結果の告知（以下、告知と略す）は、「陽性、あるいは陰性」という明確な言葉を使いながら受検者に伝えられる。がん告知などで行なわれてきたような、病名を曖昧にしながら症状を伝え、患者本人に罹患の自覚を促すような方法とはまったく異なった作業である。②小児を除いて本人告知が原則であり、家族へ病名を告げるか否かの意思決定は本人に任される。この点も、家族告知から始まるケースが多いがん告知とは異なる。③ＨＩＶ感染が性行為や血液をとおして起こるので、感染者の恋人や配偶者、あるいは妊婦の場合は胎児が二次感染の問題に直面する。ＨＩＶ告知は本人のみならず周辺にまで直接的な影響を与える。本人の検査に続き、本人からＨＩＶ感染を知らされた恋人・配偶者がＨＩＶ抗体検査を受け、告知を受けるという状況が生まれやすい。

・告知とトラウマ（心的外傷体験）

ＨＩＶ感染の事実は、本人に危機的状況をもたらし、心理社会的部分に多大な影響を及ぼす。感染者は強い衝撃とともに「死」への恐怖感を抱きやすい。また、エイズに附加された否定的要素を内在化しがちで、その結果感染者のセルフイメージが揺らぎ、一過性のアイデンティティ・クライシスを経験し、本人の内面に混乱や緊張が生まれる。「屑のような自分、海に浮かぶ塵芥のような自分」という自己卑下の言葉も吐かれる。また、対人関係の感覚も一転し、感染者は告知された直後に、「世界でたった一人の自分」という強烈な疎外感や孤立感を経験する。

本人にとって、治療法の改善により症状のコントロールが可能になりつつあるＨＩＶ感染症への罹患そのものより、疾患がもたらす心理的負荷がかなり重い。このような感染者の状態は、心的外傷を受けた被害者のトラウマに類似していると考える。外傷体験の被害者の「死の恐怖」と、「孤立無援感」や「社会的疎外」という社会的症状がトラウマの特徴としてあげられ、とくに、社会的離断や疎外に注目し、このような社会性への影響が被害者の心身症状を重症化させる要因という指摘がある。

社会性あるいは関係性の修復の援助が、このようなトラウマを経験した人に対し、ひとつの有力な支援方法になる。ハーマンも、被害者にとって心的外傷の回復には、仲間との接触を介しての離断・疎外の克服と、本人の有力化と再統合が必要であることを強調しているが、これは、ＨＩＶ抗体陽性告知を受けた人々の疎外感を、医療従事者やその他の周囲の人々との関係性の再構築を通して緩和させ、社会への再結合を目指すことの重要性に合い通じるものがあると思われる。

インフォームド‐コンセントと服薬におけるアドヒアランス

ＨＩＶの臨床現場では、インフォームド‐コンセントのテーマに取り組む機会が多々ある。インフォームド‐コンセントは、「十分な説明に基づいた医療者と患者間の検査・治療に対する同意」と訳すことができるが、この言葉には、医療者と患者の共同作業や信頼関係、相互の納得いくまでの話し合いと意見一致に至るまでのプロセス重視、そして患者の自己決定という概念がすべて含有されていると考える。

二十代から三十代が多くを占めるＨＩＶ感染者は、疾患の情報や自分の病状を「知る」ことに積極的で、定期検査による免疫値とＨＩＶウィルス量を把握したうえで、みずから医療情報をインターネットなどで入手したり、あるいは同時に情報の発信者として仲間への情報提供や啓発活動を行なっている。そして、そのような情報をもとにＨＩＶ治療の担当医と治療についての話し合いを求めるが、多くのＨＩＶ臨床医も彼らの態度を尊重し、感染者と医学データを共有しながら治療法について検討し合う姿勢を示している。

とくに一九九六年から開発されはじめたプロテアーゼ阻害剤の新薬は、複数の薬剤組み合わせ（多剤併用）の服薬方法を必要とし、その複雑性は専門家をして「他に類を見ない程の複雑な行為であり、免疫抑制がかかった肝臓移植後の患者の服薬に匹敵する」といわしめたほどである。一日に最低で二回、最多で五回の服薬方法は、薬の耐性出現を防止するため服薬率を九五％から一〇〇％に維持することを必要とする。感染者にとって、このような服薬を毎日継続するためには、生活のペースに合わせた飲みやすい薬剤の組み合わせが必然である。

最近、服薬について、「アドヒアランス Adherence」が強調されているが、これはインフォームド－コンセントの延長上にある概念で、患者の生活情報をもとに医療者と患者が両者間で納得して治療法を決め、患者がそれを遂行する行為を指している。このアドヒアランスを高めるために、薬剤師の関与も大きな力になっており、またカウンセラーも感染者の服薬への戸惑いや疑問を充分に汲み取り、感染者の長期に渡る服薬との付き合いを支援していく役割を担っている。

セクシュアリティ

ＨＩＶ臨床活動ではセクシュアリティが大切なテーマの一つとなる。これはひとつには、現在のＨＩＶ感染者・エイズ患者の約二〇％が同性間の性的接触であるため、医療現場のカウンセリングでも同性愛者のエイズ問題の一部として、彼らの性的指向 sexual orientation についてとりあげる機会が増えていることによる。面接では、長年家族を含む周囲へ同性愛の事実の隠蔽しつづけたことへの苦痛や、社会が示す同性愛者への偏見や嫌悪感に対する戸惑い、自分自身の性的アイデンティティの揺らぎ、性的パートナーとの関係性などについて話し合う。

また一方で、エイズ予防教育や啓発活動に、対象者の性行為の実態を踏まえ、性の健全なとらえかたや感染予防の具体的な性行為の方法を呈示したり、妊娠・避妊・出産の問題をはじめ、夫婦や家族のありかたを検討するような働きかけが必要であり、幅広くセクシュアリティをとりあげる機会が増えている。

精神科治療とカウンセリングの連携

ＨＩＶ感染者によってはさまざまな精神疾患の症状を呈する場合がある。精神科受診歴の感染者に、適応障害・気分障害・痴呆・譫妄・精神分裂病性障害・身体表現性障害などの症状が見られるという報告もあるが、私の現場でも、ＨＩＶ感染不安による一過性の反応性精神障害や、不眠や不安発作のために精神科治療受診をした感染者やその家族がいる。カウンセリングでは、感染者の精神状態のアセスメントとその後の精神科への繋ぎも重要な役割となるであろう。

また、エイズと精神疾患のテーマとして、最近では境界例の患者のＨＩＶ感染がとりあげられている。衝動性が高く、性行為や薬物に対し安全策を取りづらい境界例の患者は、ＨＩＶ感染にも近距離にいると認識されている。今後境界例とエイズ問題はより密接なものになることが予想され、精神科のエイズ問題への今後の関与が期待される。

エイズ痴呆症と神経心理学的診断

ＨＩＶが脳や中枢神経系に感染すると、認知障害を引き起こしやすい。認知障害の軽度の症状は、「エイズ関連の軽度認知-運動機能障害」、中度から重度の症状は「エイズ関連痴呆症」と診断されている。カウンセラーは感染者の認知障害をいち早く察知し、治療に繋ぐことも重要な役割になる。この際、感染者の見当識・情緒・注意力・記憶力・言語能力・判断力を、知能テストや性格テストを組み合わせて評価する必要がある。また痴呆症を譫妄や機能性うつ病と鑑別する作業も求められる。

実存的課題と哲学的アプローチ

ＨＩＶの感染の事実に直面すると、感染者は治療法に希望をもちながらも、同時に「死」への不安を体験する。とくに、いままで健康体であった感染者にとっては、感染の判明は自己存在の有限性を痛感する体験になる。この体験をとおして感染者は、実存的テーマに直面し、いままでの生きかたを振り返りながら、「生きる意味や価値」を再検討しはじめる。「死」を視野に入れることで、「生」の質と生きかたの選択への再考を試みる。また、エイズ末期の患者にとっては、治療の方向性（継続か中止か）も含めて、最期の送りかたについての自己決定というかたちで実存的課題が浮上する。

しかしこのテーマは、とくに若年層の感染者にとっては過重な負担であり、カウンセリングでは、彼らの不安感や戸惑い・怒りを充分に受けとめながら、本人が「生」と「死」の課題に向き合えるよう援助する必要がある。これに関しては、自己や世界に対する理解や現状について、哲学的見地から感染者と対話する方法も提示されている。

遺族のグリーフワークと死別カウンセリング

大切なパートナーや家族を亡くした遺族は深い喪失体験をもつ。遺族が経験する悲哀のプロセスは三つの段階（ショック期〜深い悲哀体験〜再構築）を経るとされているが、エイズ患者の遺族にとって、エイズの偏見によって、遺族が患者の死亡後も引き続き患者の病名を周囲に告げづらい点が悲哀プロセスの流れの妨げになりやすい。遺族は偽りの病名と病状を用いながら患者の末期から死までを周囲へ説明しなければならなず、そのために自分の心情を率直に語ることが極端に制限される。また、虚偽の話を繰り返し行なうことに強い罪悪感を経験する。

通常、遺族とは患者のパートナーや子どもを指すが、エイズ患者の遺族は子どもではなく、両親であることが多い。両親とくに母親は、子どもを守れなかったという罪悪感や、自分の介護は不充分だったのではないかという自責感を抱きやすい。この結果、うつ状態や自殺念慮の危険性も生じる。死別カウンセリングでは、プライバシーの守られた空間と時間を提供しながら、遺族の心情を受けとめ、また遺族の患者へのかかわりを再保証することが重要である。

カウンセラーのテーマ――逆転移

カウンセラーが上記の「セクシュアリティ」や「死」のテーマをとりあげるとき、カウンセラーの個人的感情もおのずと喚起され、意識的あるいは無意識的に回避してきた同性愛や死、自分自身の性の受けとめに対する戸惑いや恐れといった陰性感情も浮上してくる可能性がある。また、感染者が経験する身体的・社会的喪失は、カウンセラー自身の過去の喪失体験を思い起こさせ、カウンセラーのなかに過去の追体験とともにさまざまな感情が蘇る。カウンセラーの価値観の再検討もまた一方で起こる。感染者の性行為や薬物の問題に直面するとき、カウンセラーはいま一度、自分がどのような価値観を抱いているか、またその価値観が感染者との関係でマイナスに働いていないかという作業が必要になってくる。

カウンセラーの逆転移については、・カウンセラーは感染者の受ける社会からの偏見や闘病上の喪失体験、延々と続く不確定な治療へ無力感をもちやすいこと、・この無力感のために、感染者に過度にかかわったり、また逆に疎遠になったりする危険性があること、・みずからの無力感に直面することで感染者との関係性が深まり、カウンセラー自身の成長にも繋がる可能性があることが強調され、このような逆転移への解決策として、仲間どうしの支援体制づくりを推奨されている。

カウンセリング体制

ＨＩＶカウンセリングは、一九八〇年代後半から血友病の専門医療機関で始まった。当初は、血友病患者のＨＩＶ感染告知やターミナルケアへの関わりを主としたが、その後、保健所やＮＧＯにおけるＨＩＶ感染不安やＨＩＶ抗体検査前後のカウンセリングへと発展し、一九九〇年代半ばからは、拠点病院を対象とした地方自治体による派遣カウンセリング事業も本格的に開始された。このころからカウンセリングでとりあげるテーマも、前述のように多様な拡がりをもつようになった。

一九九七年には、全国八ブロックに、地方のエイズ医療の格差の是正や、エイズ教育や啓発の普及の徹底を目的としてブロック拠点病院が設置され、医療情報とカウンセリング担当がそれぞれ配置された。二〇〇〇年七月現在、派遣カウンセリング事業は、一都一道二府二十一県五政令市二中核市二ブロックの、総じて三十四地方自治体等で実施されている。また、四ブロック拠点病院では、厚生省の外郭団体であるエイズ予防財団からの派遣事業として、研究嘱託員の立場で臨床心理士がカウンセリングを担当している。

チーム医療・地域臨床の実際

エイズは一九八〇年代にその原因となるＨＩＶが発見された比較的新しい疾患である。医療従事者の取り組みの歴史も浅く、現在、医師をはじめ看護婦やほかのコ－メディカルのスタッフも、手探りの状態でエイズの治療方針や診療体制の確立を模索している段階である。カウンセラーは、派遣として、または院内スタッフとして、このような発展途上の診療体制のなかで、医療従事者とともに感染者や家族のケアシステムをつくっていくことが求められている。

医療における従来の心理臨床の場である精神科や小児科と違い、既成の役割や責任が確立されていないため、カウンセラーは創造性を駆使し医療システムづくりに参与できるという新たな刺激がある反面、模範のない状況下で、自分の役割や立場を個人の力で試行錯誤を繰り返しながら確立しなければならないプレッシャーも経験する。ＨＩＶの心理臨床は、カウンセラーにとって新しい医療分野での実験的な取り組みといえるだろう。

病院内チーム医療 ― 二重構造の枠組

ＨＩＶ臨床におけるカウンセラーのかかわりの構造を、私が参画するチーム医療の経験を通して検討する。

国立病院九州医療センターは一九九四年に、厚生省の国立病院再編成の一環として、国立福岡中央病院と国立久留米病院の統廃合により開設された。病床数七〇〇の綜合病院で、特徴としては、地域研修センターやコンピーターによるオーダーリングをいち早く取り入れた。ここでは、HIVの専門医（二名）を中心に、歯科医、外来担当の専任看護婦（二名）、病棟担当看護婦、臨床心理士、薬剤師、栄養士、ソーシャルワーカー、HIV情報担当官（おもにHIV関連の情報をブロック内の医療機関や患者団体へ発信する役割）がチームとしてHIV診療に当たっている。また必要に応じて、精神科医や作業療法士も感染者のケアに参画している。

当センターのカウンセラーの業務は、大別して、(i)感染者やパートナー・家族への直接援助、(ii)チーム医療の一スタッフとして感染者の治療計画やその実践への参画、という二種類の活動がある。そしてこの二つの活動は密接な相互性をもっており、(i)の援助を通して得られた感染者に関する情報やカウンセラーの問題理解を、(ii)のチーム医療のスタッフとの話し合いに反映させたり、また逆に(ii)のスタッフとの情報交換で得られた情報がカウンセラーの感染者理解を深めるきっかけになり、(i)の援助がより効果的に機能することもある。

カウンセラーにとって、二つの活動を自分のなかでいかにバランスよく機能させるかが、チーム医療のなかで働くポイントであると私は考える。そして、このバランスを保つためにも、カウンセラーの視点を対患者やパートナー・家族に限らず、患者と医療者の関係や医療者間の関係にまで拡げていく必要がある。

次に、当センターでの具体的活動について述べたい。

患者・家族の支援

・外来と病棟

血液内科外来でHIV診療が行なわれており、心理カウンセリングは、専門医や歯科医の診察や、専任看護婦による患者教育、薬剤師の服薬援助や栄養士による栄養指導という一連の診療の流れのなかに組み込まれており、多くの感染者は診察室に隣接する面接室を定期的に訪れる。専任看護婦は感染者が効率よく各医療サービスを受けられるよう、また感染者のカウンセリングのニーズも確認しながら、受診の交通整理を行なっている。

一方、病棟では、病棟担当の看護婦とともに前述のスタッフが継続して感染者の診療にあたっており、カウンセラーも定期的に患者を訪室し、外来〜病棟のかかわりに一貫性があるようにこころがけている。

・実際の相談内容と援助機能

一九九七年四月より二〇〇〇年七月までに、六〇名の感染者と、二〇名のパートナー・家族からカウンセリングに寄せられた相談内容は次の五分類に大別できる。

・生活関連：生活設計や仕事などの具体的な関心や、自分の生きる姿勢を確認する実存的なテーマ
・医療：治療方針への自己決定についての意思確認、服薬への戸惑いや疑問、医療費の相談、医療体制や医療従事者への対応
・心理面：告知を受けた直後の動揺や遺族の喪失体験
・対人関係：パートナーや家族への病名告知の問題や、今後の結婚の問題や夫婦問題、具体的性行動の相談
・地域活動：患者会や遺族会の設立や活動についての相談

この相談に対するカウンセラーの援助機能は次の四活動に分類できる。①情報提供：日常生活の留点点や治療、医療費に関する具体的情報の提供、②心理臨床：病名判明時の感染者のパニック状態への危機介入や、疾患受容やセルフイメージの再統合への長期的支援、パートナーや家族とのコミュニケーションの改善、実存的課題や悲嘆のプロセスへの適応の支援、③病院ケア体制の充実：医療スタッフと感染者・関係者間のコミュニケーションの促進や関係調整、院内の他職種や地域資源への繋ぎ、④地域臨床：患者会等の活動支援や助言。

感染者や家族が提示する問題は前述のように多様なテーマが複合的に成り立っている。カウンセラーは面接のなかで注意深くニーズアセスメントを行ない、そのアセスメントに沿いながら、上記の①〜④の援助機能を柔軟に働かせることが重要である。感染者にかかわるうえで、②の機能に加えて、治療に関する最低限の医学知識や感染者が活用可能な社会福祉制度の情報を学習し、感染者にその情報を提供する①の機能も大切な役割であり、HIV臨床の現場では、カウンセラーに、従来の心理臨床の枠に捕らわれず、医学的な理解やソーシャルワーク

についての知識の幅を拡げる姿勢も求められている。

・カウンセリング導入について

病院を受診する患者の目的は、精神・神経科受診の患者を除くと、身体上の検査・治療であり、心理・社会的な援助を受けることはその目的の一部にはなっていない。また多くの患者は、自分の状態を身体的な問題ととらえているだけで、精神的にはなんら問題ないとみなしている。このような患者へのカウンセリングの導入は容易な作業ではなく、感染者の場合も例外ではない。「カウンセリング」の言葉に強い拒否反応を示す感染者がいるのも事実である。

当センターでは新患の感染者に必ずカウンセラーが会うことにしている。そこでチーム医療のなかのカウンセリングの役割や可能な援助の内容説明を簡単に行ない、自己紹介をとおして、「カウンセリング」という概念より、カウンセラーが何者であるかというパーソナルな部分からカウンセリング援助についての理解を徐々に感染者にもってもらえるようこころがけている。このカウンセリングの導入には、主治医や専任看護婦の協力・支援が不可欠である。主治医は、感染者が気軽にカウンセリングを活用できるような言葉かけでカウンセリングのサービスを説明し、本人の意思確認後にカウンセリングに繋いでくれたり、専任看護婦も再来の感染者にカウンセリングを活用するよう積極的な声かけをしてくれている。ＨＩＶ臨床では、このような医療スタッフのはたらきかけをとおして初めてカウンセリングが稼働するので、私は、まず主治医や看護婦に、カウンセリングの機能や限界について正しい理解を持ってもらえるよう、事例報告を含めた話し合いを頻繁に持つよう努めている。

チーム医療のなかでの動き

・スタッフとのかかわり

私は医療チームの共同作業の場になるべく出席するように努めており、チーム内のカンファレンスやＨＩＶ診療の拠点病院対象の研修への参加や企画・協力を行なっている。具体的には、前述の①〜④のカウンセリング機能をスタッフに対しても潤滑に作動できるように努めている。

① 情報提供：面接で得られた感染者・家族の情報をスタッフへ提供、またカウンセラーが感染者へ提供する情報内容について事前にスタッフと確認

② 心理臨床活動：感染者・家族の状態像の理解をスタッフへ戻し、スタッフの感染者への臨床理解へ貢献

③ 病院ケア体制の充実：感染者の代弁者として感染者の意思をスタッフへ伝え、感染者－医療者関係を調整

④ 地域臨床：感染者や家族の地域活動へスタッフの協力要請

・カウンセリングの二重構造

以上のように①〜④のカウンセリング機能は、対感染者・家族と対医療スタッフの両方へはたらいており、カウンセラーのかかわりは二重構造性をもっていると考えられる。このカウンセリングの重層化した機能を左図に示している。また、医療の治療構造を、ドアを閉ざして外からの侵入を防た空間のなかで行なう個人心理療法の一対一の二者関係と比較し、医師や看護婦もカウンセラーとともに広義の「治療者」としてかかわる「三者関係」であるとする指摘もある。この複雑な三者関係のなかで、カウンセラーが如何にかかわりの二重構造性を構築していくかがチーム医療で求められている。

医病院内チーム医療 二 ―― 医療スタッフとの連携

HIV臨床は、患者のニーズの多様性に対し、的確に応えることができる多様な専門職の関与を求めている。感染者のエイズの知識は日常生活の情報は来院当初は皆無の状態で、患者教育を看護婦が率先して行なう必要があり、毎日の服薬方法が三剤〜五剤の組み合わせで、服薬に対しての患者理解のために薬剤師の定期的なかかわりも重要であり、薬剤の副作用でたとえば脂肪肝が増加する患者の食生活のコントロールのためには栄養相談

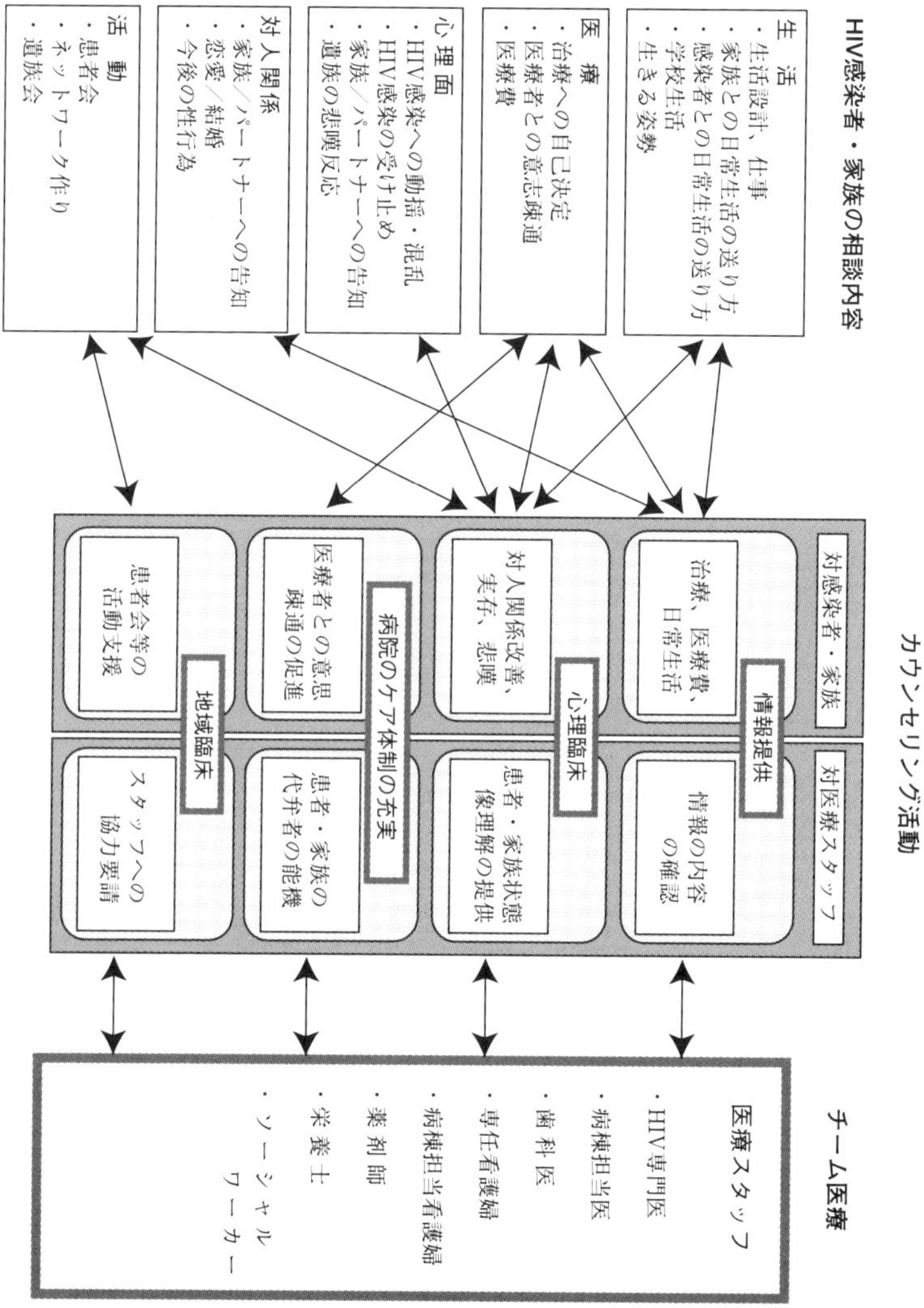
HIV感染者・家族の相談内容
生　活
・生活設計、仕事
・家族との日常生活の送り方
・感染者との日常生活の送り方
・学校生活
・生きる姿勢
医　療
・治療への自己決定
・医療者との意志疎通
・医療費
心理面
・HIV感染への動揺・混乱
・HIV感染の受け止め
・家族／パートナーへの告知
・遺族の悲嘆反応
対人関係
・家族／パートナーへの告知
・恋愛／結婚
・今後の性行為
活　動
・患者会
・ネットワーク作り
・遺族会
カウンセリング活動
対感染者・家族
対医療スタッフ
治療、医療費、日常生活
情報提供
情報の内容の確認
対人関係改善、実存、悲嘆
心理臨床
患者・家族状態像理解の提供
医療者との意思疎通の促進
病院のケア体制の充実
患者・家族の代弁者の能機
患者会等の活動支援
地域臨床
スタッフへの協力要請
チーム医療
医療スタッフ
・HIV専門医
・病棟担当医
・歯科医
・専任看護婦
・病棟担当看護婦
・薬剤師
・栄養士
・ソーシャルワーカー

も肝要となる。また、エイズへの社会的偏見や差別で闘病生活にいっそうのストレスの負荷がかかる状態に対し、長期に継続した心理的支援や、有効に社会福祉資源の活用方法を提示する支援として、カウンセラーやソーシャルワーカーの参画も必要となっている。

いままでのように一つの職種がオールラウンド的なかかわりを行なうことが不可能な状況が、HIV臨床には生まれているのである。

しかし一方で、この多職種でのかかわりは、それぞれのかかわりが専門的であればあるほどその専門性が際立ち、専門性に基づく方法論や視点の違いをどのように統合していくかが次の大きなテーマとして現れている。このような多職種によるかかわりの形態はHIV臨床に限らず、治療法や治療方針が大きな変容を見せている先端医療の遺伝子治療や臓器移植、医療の質を求める末期医療や在宅医療の分野においても次々と出現してくることが予測される。そして、この動きのなかで、心理支援を目的とするカウンセラーにどのような参画が可能となるのか、チーム医療のなかでどこに足場を確保できるのかという、チーム医療における心理職の使命がより鮮明に問われてくるだろう。

ここでは、当センターでのカウンセラーとスタッフとの具体的なかかわりや連携のありかたを検討し、チーム医療の弊害を最低限におさえながら、よりよいチーム医療になるためのカウンセラーの参画のありかたについて考察を加えたい。

カウンセラーの位置づけ

当センターでのカウンセラーの役割は、特定の患者への意見やその対応への助言が単発的に求められるコンサルテーションでとしてではなく、治療チームの一員として、患者の治療方針を定期的なカンファレンスなどで共に検討し、医療スタッフと連携しながら患者ケアにあたる、リエゾン的なものに近い。しかしHIV診療が一九九七年に開始された当初、HIVという新しい医療におけるスタッフ間の連携のありようについてはまったく白紙だった。

医療従事者にとって、カウンセラーといっしょに仕事をすることは初めての体験であり、カウンセラーがHIV臨床でどのような援助を担い、カウンセラーが参加することが自分たちの業務にどのような影響を及ぼすかについては、想像もつかない状態だったと思う。

環境づくり

当センターで主治医から最初に依頼された仕事は、主治医や他のスタッフに向けたカウンセリングの説明書の作成だった。主治医にとって、「カウンセリング」とは患者の心理的援助方法と漠然と理解できるものの、実際のHIV臨床においてのカウンセリング活用（カウンセリングの機能とはどのようなものがあるか、感染者がどのような状態の時にカウンセリングを紹介したらよいか、その時の声かけをどうしたらよいか）について戸惑いも大きかったようだ。私は主治医の依頼に応えて、患者のHIV感染からエイズ発症の流れのなかでカウンセラーの可能な援助内容や感染者や家族に主治医からカウンセリングを薦めてもらいたい時機について資料を作成した。

外来と病棟でのカウンセリングの進めかたについても、医療スタッフと検討していった。その結果、外来診療については、新規患者に対し、顔合わせとカウンセリングのガイダンスとして必ずカウンセラーが会うようにする、その際、主治医は患者のカウンセリングへの抵抗を弱め、気楽にカウンセリングが活用できるよう、カウンセリングが医療サービスの一環であることを患者に説明する、また、再来患者については診療や服薬援助と一緒にカウンセリングを組み込み、カウンセラーが定期的に患者と会うようこころがける、病棟については定期的な病室訪問を行なう、といった大まかな取り組みを決めていった。

医療スタッフとのコミュニケーション

カウンセリングはその仕事内容や成果が目に見えず、また数字として表現できないため、医療サービスのなかで最もわかりにく分野である。ほかの専門職へ理解を求めるうえで、この特徴はハンディになりやすい。とくに日本の医療では、目に見える行動や成果を重視し、見えない部分（たとえば患者の精神面の安定やよりより人間関係）に留意を払わない傾向があるように思える。チーム医療のなかでは、このハンディを自覚しながら、ほかのスタッフの心理職への理解を積極的にはたらきかけていく必要がある。「心理室」での感染者との一対一の関係に留まっていては、けっして他スタッフとの繋がりが生まれてこないのである。

私が医療スタッフとの関係で最もこころがけているのは、頻繁なコミュニケーションの実践である。共通目的である患者ケアについて、直接の話し合いや記録をとおして意見交換をなるべく行なうようこころがけている。また、問題のあるケースについては、相互の意見を確認したり問題解決に向けていっしょに検討する場をもつように努めている。コミュニケーションに関するテーマを次にとりあげる。

・内科医とのコミュニケーション

当センターで私は初めて内科医とともに仕事をする機会をもったが、内科医の会話に検査データーなどの数字が多く含まれるのは驚きであった。この仕事以前は小児科医と仕事をしていたが、まだ小児科医の方が患者へのアプローチが全人格的なものに近く、会話も数字より小児の心理的状態や家族との関係という話題に触れ、私のカウンセリングの仕事とは近接領域であるように感じた。内科医の世界との接触は私にとって一つの異文化体験でもあったと思う。

数字から患者へアプローチする内科医と精神の内界から患者へのケアを目指すカウンセラーがどこで接点をもつことができるか、それはチーム医療を進めるうえでも大切なテーマである。私はなるべく心理の専門用語は使わず、数字の状態が患者にとって心理学的にどういう意味あいをもっているのかについて説明を行なっている。また説明方法も、自分の論説を滔々と述べるのではなく、内科医の求める情報や意見を、明確かつ簡素に伝えるよう努めている。内科医の治療に対する姿勢から、私は医療現場での問題解決指向の対応について学んだように思う。

・病棟でのコミュニケーション

それぞれの病棟は看護婦長の管理のもとに運営されているので、カウンセラーは初めて入る病棟では、まず必ず看護婦長に会い、自己紹介と自分のかかわる目的の説明をするようにしている。また病棟主治医にも同日会い、患者の状態や病棟での治療方針を説明をしてもらい、こちらからも外来時の患者の状態やカウンセラーの印象などを伝える。情報の共有は、担当看護婦（患者を同一の看護婦が退院まで継続してケアする担当性をとっている）や主治医に、直接の話し合いや記録をとおして行なっている。

毎回のカウンセリングの内容は、患者の了解を得て、ある程度簡略化し、とくにスタッフの患者理解に役立つと思われる部分や今後のケアを行なううえで知っておいてもらいたいこと（例えば患者の治療への考え）を意識的に選別しながら伝えている。患者のスタッフへの不満に対してはこちらが代弁者として早期にスタッフへ柔らかく伝え、患者－スタッフ間の感情の行き違いが深刻にならないよう関係調整を試みている。また、スタッフの記録は回診の度に必ず目を通すようにしており、患者の病状の把握やスタッフの考えの理解に努めている。患者を定期的に回診することで、病棟スタッフもカウンセラーの存在に徐々に慣れ、業務の合間を縫って患者について意見交換などを積極的に行なってくれるようになる。

・専任看護婦とのコミュニケーション

外来での看護を担当し、感染者に専任でかかわる二名の看護婦とのコミュニケーションを私は重視している。なるべく毎週、専任看護婦とは患者についての情報交換のためのカンファレンスをしながら、ケアの方向性について確認作業を行なっている。看護婦は患者の身体状態と治療経過ついて、また患者の現在の社会生活や人間関係という状況把握についての情報を入手しやすく、カウンセラーは病状の内的受け入れや本人の精神面での葛藤や対人関係の問題という部分の情報を得やすい。この両方の情報を合わせることで、患者像が徐々に鮮明になり、両者にとってその後の対応や援助の参考になることがある。

このような違った視点からの情報の統合の試みが、異職種が共にケアにかかわることの利点であり、そこからチーム内の相補性を生み出すことができると考える。また、両者が医師とともに診療以外のときは同室で勤務しているという状況も、両者間のコミュニケーションの促進に役立っている。

なにを伝えるか —— カウンセラーの独自性

二〇〇〇年六月、九州・沖縄ブロックの拠点病院研修のために、看護婦を対象とした事前アンケートが施行されたが、「HIV／AIDS看護について困っていること」の質問に対し、「病院にカウンセラーがおらず、患者の不安や悩みを引き出しきれない。」という回答が寄せられており、看護婦がカウンセラーに患者への心理面に対する一歩突っ込んだ援助を提供することを求めていることがうかがわれた。

HIV臨床で私が、患者に対する自分のとらえかたが他の医療職と違うと感じる点は、次の二点である。一つは、他のスタッフが患者の身体を主に、そしてそのときの心理状態を副として患者検討を進めるのに対し、カウンセラーの優先順位はその逆で、患者の心理状況や家族やパートナーとの関係性のほうを、身体状態よりも注目しがちである（ここでの優先順位とは、身体とこころの重要性に優劣をつけているのではなく、注目度の差を指している）。

次に、ほかのスタッフは、患者の「いま」の症状を的確に把握し、それに対する解決方法を実践し、具体的な結果を得る、という問題解決指向の方法を選択しやすいが、カウンセラーは、症状を患者の「ライフヒストリー」という長期のスパンのなかで再検討することで、個々の患者にとっての症状の意味を理解し、患者がよりよくその症状に対し適応できるよう、患者自身の内的、外的資源を活用したり、周囲の家族に働きかけながら支援する方法をとりやすい。このようなカウンセリングの独自性こそが、前述の看護婦が求める医療者とは違った患者への関与を可能にするのではなかろうか。

上記のような職種内の視点の違いが浮き彫りになったケースを一例報告しよう。

・抗HIV薬を飲まないことを選択した患者

抗HIV薬の多剤併用がHIVの治療の主流である。この治療法は大きな効果をもたらす反面、その副作用で特に服薬の開始時に患者は吐き気や頭痛を経験しやすい。患者によっては服薬をすることでＱＯＬ〔クオリティ・オブ・ライフ〕が低下するという皮肉な状況に直面する場合もある。

三十代後半の男性血友病のＨＩＶ感染者は、最初の多剤併用療法の効果が薄かったので、別の薬剤で治療を開始されたが、服薬直後から頭痛や吐き気が激しく、仕事への支障が出はじめ、結局本人の意志で服薬を中止。その後、来院のたびに、治療薬の服薬を再開させたい医師とエイズの発症予防薬のみを求める患者のあいだで、治療方針について平行線の状態が続く。医療スタッフのあいだに、治療方法手段をもちつつも何も手出しができないことへの無力感や焦燥感が生まれてきた。困り果てた医師は私に『薬を飲むような援助をして欲しい』とカウンセリングを要請。カウンセリングに拒絶反応を示す患者に、「簡単な顔合わせのため」と促して、面接室に来てもらう。

ここで本人は、・いまの仕事が本人の生き甲斐であること、・営業がおもな業務で、顧客と商談のための予約は数箇月先まで入っていて、この約束を薬の副作用のために変更することはできない、・自分の人生の送りかたは自分で最後まで決めたい、ということを、こちらの目をじっと見つめながら淡々と語る。そして『これ以上服薬を薦められるなら、もう病院には来たくない。自分はほんとうは医療を信じていない』とはっきり述べる。私が医療の周辺での関心を訊くと、「不規則な生活のなかでどのように栄養摂取をすればよいかが気になっている」と答えた。

私はこの面接をとおして、患者は十代のころから当時の主治医に、明確な病状説明を両親に対してではなく自分に対してするよう求めており、ＨＩＶ感染についてもみずから医師に確認した経緯をもち、症状への対応について自己決定を行ないたいという強い希望をもっていることがわかった。これ以上の医療者の患者への説得は、患者の反発を招く効果になり、患者を医療からますます遠ざける可能性も出てくると判断し、その考えをカンファレンス時にスタッフへ伝えた。

チーム間の話し合いで、患者への服薬をこれ以上無理に勧めても効果がないのでは、という結論にいたり、そのかわりに、患者が関心をもつ栄養摂取について、なにかできることはないだろうかという話し合いになった。栄養士から、手軽に使えるエンシュアリキッドの活用が提案され、看護婦がドリンク剤の手配と手渡しについて確認することが決まった。そしてこのカンファレンスのあと看護婦は、服薬への促しより、患者の体調維持の援助として、患者の状態を細かく観察し、なにか変化があれば主治医へ伝えるというアプローチをとるようになり、薬剤師も患者の気持を尊重し、見守る立場を取った。カウンセラーは患者の決定を支持しながらも、いつでも決定を変更することも可能であることを患者へ伝えていった。

その後、再び、入院時の治療をめぐって主治医と患者が対立したが、患者を交えて、医師・看護婦・カウンセラーが話し合いの場をもち、患者の考えに沿った治療法への合意にいたった。

現在、知り合いからの仕事への呼びかけがきっかけとなり「もう一度、社会に出たい」という気持から、本人が納得して服薬を開始している。今後も本人の生きかたに沿った医療との付き合いを、傍らから支援していきたいと考えている。

地域臨床——役割の拡がり

エイズは公共性の高い疾患であるため、医療に限らず、保健や福祉、教育の分野にも深く関連している。カウンセラーもこの公共性に引っ張られるかたちで、院外のさまざまな分野との関わりを求められている。院内での患者のニーズに基づいた地域活動を狭義の地域臨床とするならば、院外の医療・保健・福祉・教育分野での活動は広義の地域臨床と定義できるだろう。

この広義の地域臨床におけるカウンセラーの役割には、相談・連携・教育・予防・啓発があげられる。

①相談——患者の件で、他院の主治医や看護婦から対応のアドバイスや、患者に必要な情報提供の依頼を受

ける。カウンセラーはコンサルタントとして相談に応じたり、黒子的役割であるコーディネーターとして、地域資源へ患者を繋いだりしている。

②連携——患者のケースで保健所や福祉事務所、NGOと直接連携をとる事例はまだ経験していないが、その準備段階として、HIV関連の専門家を対象とした研修会と交流会を兼ねた「福岡HIV保健医療福祉ネットワーク」を一九九七年に設立した。年に二回の会合をとおして、地域の多職種間の繋がりをつくっていくことを目指している。現在までに延べ約五百名が参加している。

③教育——行政による保健婦や看護婦のHIVカウンセリング研修で、感染者や家族へのケアについて、ロールプレイングなどの体験学習を通し検討を行なっている。

④予防・啓発——先生や生徒・PTAの父兄を対象とした講演や研修を通し、感染者・患者の代弁者として彼らの闘病生活の様子を話し、エイズをより身近なものと捉えてもらえるようはたらきかけている。また感染予防について、本人たちの関心に沿ったかたちで、予防の重要性や具体的な方法を提示している。

まとめ

現在、医療では、それぞれの専門職の特徴を集合させ、患者のニーズにより的確に応じようとする動きがある。アメリカでは、集合体としての活動に「協働 colaboration」という定義づけをしている。この用語は、パートナーシップ・連携・相互作用という意味あいをもち、それぞれの特性を十二分に発揮しながら、なおかつ足並みをそろえ、ひとつの方向性へ力を凝集する動きを指し示している。これはチーム医療の原則であると思う。

では、この活動を可能にするものは何であろうか。

基本姿勢として、他職種の職務への尊重（そのためには、自分の職種内容を一度突き放し、客観的に再評価する冷静さも必要である）、柔軟性（必要に応じて、周辺領域の職種の活動を自分が行なったり、自分の活動を他職種がカバーする場面が出てくる。臨機応変に状況を読みながら行動内容を決めていく必要がある）、好奇心（他職種の異文化理解に努めること、自分と異なる職種の活動や技能に関心をもち、それがどのように患者ケアに活かされているかを知ることは重要である）、の三点があると思う。

実際にチーム医療へ参画する際に役立つものに、システムズ理論の理解がある。チームをひとつのシステムと見立て、そのシステムがどのように機能しているか、そして個々の職種がシステム構築でどのような役割を担うべきかという視点は、チーム医療内での自分の動きをつくっていく際の指針にもなる。

また、カウンセリング活動を目に見えるかたちで表現することも、スタッフのカウンセリング理解に繋がる。たとえば患者や家族用のカウンセリングのパンフレットや、インターネットのホームページのカウンセリングコーナーなどは、手で触れたり目に見えるものであり、実際的かつ具体的なものに評価を置くスタッフにはこのような有形なものをとおしてのほうがカウンセリングを理解しやすい。

その他の活動として、患者ケア以外に具体的な活動をいっしょに行なう作業も、それが具体的な共同作業であるがゆえに、それぞれの職種の考えや価値観が反映されるため、活動をとおして相互の職種理解にも繋がり、また連帯感も強まる。前述のネットワーク活動には、院内のスタッフが幹事として積極的に関与してもらっているが、この活動をとおして交流が増え、それがまたチーム医療にも反映されている。

カウンセラーという職種は、医療のなかでは孤独な立場にあると思う。医師と看護婦間に存在する強力なペア感覚は、カウンセラーと医師間、あるいは看護婦間には存在しない。また、薬剤師や栄養士を含めて医療スタッフは帰属集団があるのに対し、多くのカウンセラーは職場に単独で配置されているため、院内に帰属する場所がない。この宙ぶらりんな状況はたいへん不安定であるし疎外感も生まれやすい。しかし同時に、宙ぶらりんの立場であるからこそ、医師や看護婦と違った視点で患者に接することができるとも考えられる。

カウンセラーはこのような状況に耐えうる精神的タフさを育てていく必要がある。また、このような状況で生き抜くためには、メンタルヘルスへの配慮も重要であり、院外に同職種間のネットワークをつくり、みずからの支援体制を築いていくことも肝要であろう。

さいごに一言……

エイズを「特殊医療」として、他の医療と一線を引いている臨床心理士が少なくない。だが果たしてエイズは特殊だろうか？　たしかに新しい疾患ではある。しかし、「新しい」ことと「特殊である」こととは全く異なる。もし新しい疾患やその医療分野を特殊なものと片づけていくならば、今後も医療現場にあらわれるであろう新しい疾患や、新たな治療法を駆使する先端医療は、すべて「特殊」で、自分たちと関係のない領域とみなしていくのだろうか。

医療での私の心理臨床は、末期がん患者のカウンセリングから始まった。がん患者の心理臨床は、ＨＩＶ感染者・エイズ患者の心理臨床につながるものが多々あったし、がん病棟の医療スタッフとのチーム医療のもちかたは、その後ＨＩＶ分野の医療スタッフとの連携のありかたへの下地にもなっていった。エイズは、他の疾患と全くかけ離れたエイリアン的な存在では決してない。新たな問題を内包しながらも（新たな疾患なのだから、これまでにない問題を含むのはしごく当然のことだが）、それは一感染症であり、カウンセラーに求められる対応は、病気に苦しむ患者とその家族への支援であり、心理臨床の基本となんら変わることはない。

最近、ＨＩＶに携わる臨床心理士と他の臨床心理士のあいだに溝を感じることがますます多くなったような気がする。エイズ問題を自分たちには関係ないものとする臨床心理士に、ＨＩＶ関係の臨床心理士は憤慨し、被害感さえ抱いたりもする。しかし、もちろん「特殊」と割り切る臨床心理士の狭さは責められても、同時に、ＨＩＶの心理臨床と他の疾患の心理臨床とのあいだに共通項を提示できずに、エイズをいつまでも「特殊」領域から出せないでいることの責任の一端は、ＨＩＶの心理臨床に携わるカウンセラーにもあるように思われる。
　今後は、臨床心理士のあいだでエイズ問題への理解を深めるための対話の作業が必要なのでは……と、感じる昨今である。

参考文献
AIDS Epidemic Update, 1999: Joint United Nations Programme on HIV/AIDS.
Barret, R.L., 1997: Countertansference issues in HIV-related psychotherapy., in M. G. Winiarski (Ed.), HIV Mental health for the 21st century. New York University.
Daily news update April 6, 2000.: CDC National Center for HIV, STD and TB Prevention.
DiMarzo, D., 1993.『エイズ・カウンセリングガイド』（矢永由里子訳 一九九四年）所収 ＨＢＪ出版局
Herman, J.L., 1992.『心的外傷と回復』（中井久夫訳 一九九九年）みすず書房
平林直次ほか（二〇〇〇年）「精神神経症状を呈するＨＩＶ感染者・エイズ患者に対する精神医学的診断・治療および援助に関する研究」『平成十一年度厚生科学研究費補助金「エイズ対策研究事業」班研究報告書』
池田理恵子（一九九四年）『エイズと生きる時代』岩波書店
石田吉明・村上弘光（一九九四年）『エイズを生きる』解放出版社
兒玉憲一（一九九七年）「性的パートナー告知を促すＨＩＶカウンセリングの技法と倫理について」『心理臨床学研究』15(1)
兒玉憲一・内野悌司（二〇〇〇年）「献血者カウンセリング体制に関する予備的研究」『平成十一年度厚生科学研究費補助金「エイズ対策研究事業」班研究報告書』
小堀栄子ほか（二〇〇〇年）「滞日タイ人のＨＩＶ・ＳＴＤ関連知識、行動及び予防・支援の開発に関する研究」『平成十一年度厚生科学研究費補助金「エイズ対策研究事業」班研究報告書』
熊本悦明ほか（一九九九年）「性感染症（ＳＴＤ）」『最新医学』54
草伏村生（一九九二年）『冬の銀河』不知火書房
Macks, J., 1993.『エイズ・カウンセリングガイド』（矢永由里子訳 一九九四年）所収 ＨＢＪ出版局
Marinoff, L. 2000: Inducing wisdom ――Philosophical Counseling for HIV-positive clients. Focus―― A Guide to AIDS Research and Counseling, 15(5).
Nelson, M.K. & Klinger, R. L., 1998: Personality Disorder and HIV Disease ――The Borderline Client., in J.W.& R. Marks (Eds.), The UCSF AIDS

Health Project Guide to Counseling. Jossey-Bass Publishers.
野田文隆〔二〇〇〇年〕「社会精神医学の将来」『精神医学』42
Stein, M.D.,Freedberg, K.A., Sullivan, L.M., et al., 1998: Disclosure of HIV-positive status to partners. Arch Intern Med, 158.
Van Gorp, W.G., Dilley, J.W., & Buckingham, S.L., 1998: The Diagnosis and Management of HIV-Related Organic Mental Disorders. ,in J.W.& R. Marks(Eds.), The UCSF AIDS Health Project Guide to Counseling. Jossey-Bass Publishers.
Winiarski, M.G., 1991: AIDS-Related Psychotherapy., Pergamon Press.

臨床心理士の役割と期待

医師　山本　政弘

一九九七年、薬害エイズ訴訟の和解に基づき、エイズ診療の中心となるべく全国にブロック拠点病院が選定された。当国立病院九州医療センターも九州ブロックのブロック拠点病院として選定され、九州のエイズ診療を担っていくこととなったが、当時よりエイズ診療においては包括的医療、チーム医療の重要性が指摘されていた。エイズに対する偏見差別も多く、とくに九州のような地方では患者はいろいろな意味で悲惨な状況に置かれていた。一部の医療者（大部分はひとりの医師または看護婦）がなんとか患者のためにと東奔西走しても現実の壁の厳しさにいわゆるバーンアウト burn out（燃え尽き）をしてしまうことが多かった。

とくに患者の精神的苦悩は、限られた日常診療のなかで支援を行なうにはあまりにも大きすぎたのである。また併用療法に伴う複雑な服薬、副作用に対する指導や栄養指導、性生活を含む生活指導、社会的支援へのつなぎなどとともに、精神的支援も行なわなければいけないという診療やケアの複雑化とともに、エイズ診療そのものが少数の医療者のみで行なうことは非常に困難となってきた。

そのなかで考えられたのが、包括的医療、チーム医療である。各分野の専門家がチームを組み、相互連携・情報交換をしながら、それぞれの専門分野でひとりの患者を支援していくというものであり、現在ではエイズ診療においてチーム医療は必要不可欠なものとなりつつある。

九州医療センターではこのチーム医療は発足以来非常にうまくいっていると思われるが、そのエイズチーム医療のなかでも臨床心理士の果たす役割はきわめて大きいといえるだろう。患者に対しての精神的サポートを主として担う臨床心理士の重要性はいうまでもない。さらに、本質的に患者というものは医師などの医療者に対して萎縮するためか（また薬害エイズ患者の場合は医療に対する怨念があるためか）、あまり医師に本心をさらすことは多くない。薬の副作用などにしても医師には告げず、臨床心理士にこっそりと話すなどいうことも珍しくない。そのような患者心理を充分に理解し、患者と医療者をつなぐ役割を果たすという意味では臨床心理士はチーム医療における扇の要であるといえる。

長いあいだ差別と偏見とに晒されてきた患者や家族の精神的サポートの必要性はいうまでもないが、さらにエイズ患者の爆発的な増加が懸念されている現在、初めて陽性であると告知された患者の精神的サポートにおいても、そのとてつもない精神的動揺を考えると、カウンセリングがいかに大切であるかがよくわかる。ただ単に陽性であると告知し、治療の必要性を説くだけでは、自殺を考えるほどの患者の精神的ショックは解消されない。また告知後のカウンセリングだけでなく、検査前から充分なカウンセリングを行なう必要も指摘されている。つまり検査は受けたがその結果がでるまでのあいだの患者の不安というものも、日常の診療や検査手順のなかでは解消することはできないのである。

このようにエイズ診療の現場におけるカウンセリング、臨床心理士の必要性は今後さらに大きくなっていくと考えられる。

また当然のことながら同じような精神的問題を抱える疾患はエイズだけでない。考えてみると癌の告知など、本来は臨床心理士による精神的サポートが必要と考えられる疾患は意外と多い。それにもかかわらず医療の現場では、患者への精神的サポートはどちらかというとかなり軽視されてきたといえるだろう。医療現場じたいがインフォームド‐コンセントなどを初めとした患者主体の方向へ移行しつつあるいま、患者の精神的サポートはさらに重要性を増し、エイズ以外の医療現場においてもさらに多くの役割が臨床心理士に求められることになるであろう。

最近では癌でも、患者にすべてを告知しなければ訴訟で訴えられる時代になりつつある。インフォームド‐コンセントとは患者にすべてを説明したうえでの同意であり、以前のように、治療法がなく余命幾許もない患者に病名や予後を告知せず安寧のうちに人生の終末を迎えさせる、などといったことがだんだんと困難になってきつつある。

ホスピスなどの発達している欧米などでは、カウンセラーのみならず宗教などが余命幾許もないと告知された癌末期患者などの精神的サポートを担っている。インフォームド‐コンセントなどの概念に基づき、患者に正確な病名・予後などを告知しても、それによる精神的ショックをサポートするシステムが充分に機能しているのである。

そのようなシステムがまだできていない日本において、一部の権利や概念のみを輸入し、それに必要なシステムを輸入しないということは、いかに弊害を生むことか、忘れ去られているのではないだろうか。日本においては無慈悲に告知された後の精神的サポートは誰が行なうのか？　宗教などの精神的サポートの少ない日本だからこそカウンセラー・臨床心理士などの医療現場への早急な導入が必要なのではないだろうか。

以前は、患者への精神的および身体的サポートは主として家族が行なってきた。しかしながら、核家族化の進む日本において患者へのサポートは家族にとって大きな負担となり、介護保険導入にみられるごとく、何らかの公的サポートが必要な時代となってきている。身体的サポートだけでなく精神的サポートにおいても、今後は公的なサポートが一般化されないと、患者および家族に対する負担は目を覆うばかりのものとなるであろう。これらの観点からも、医療だけでなく介護の現場においても臨床心理士の必要性は高まるばかりであると考えられる。

ところで、医師から見た臨床心理士とは、いままで周囲にいなかった人種である。極論すれば、理科系と文科系の違いか、価値観が微妙に違う。医師とは基本的に命を助けることを第一に考える習慣がついている。最近では安楽死を考える医師もいるが、それはあくまで、助ける手段が尽きてしまった場合のみである。医師は「患者のために」というとき、その第一には必ず命がくるが、臨床心理士はそうではない。臨床心理士が「患者のために」と言う場合、その第一には患者の精神の安寧がくる。どちらが良い悪いというのではなく、患者をケアするチーム医療として多くの視点から患者を見ることができるということは、このうえない財産ではないだろうか。患者にとっても、いままで取っつきにくかった医療の現場との関りあいがとりやすくなると思われるし、患者の立場にたった医療を実践するうえで非常に重要なことと思われる。

以上のように医療現場における臨床心理士の役割と必要性を述べてきたが、今後、臨床心理士が医療現場で活躍するうえでの問題点も多く残されている。現実問題として、一部の精神疾患などを除いてカウンセリングは医療として認められていない。臨床心理士を正式職員として雇っている病院はほとんどないし、当院でも厚生科学研究のリサーチレジデントという身分である。

カウンセリングが医療として認められないという理由はまったくない。元に、米国などほかの国では、医療の重要な一部分を占めている。

チーム医療のなかでも、薬剤師による服薬指導、栄養士による栄養指導、看護婦や医師による難病管理などは医療として保険点数が認められているにもかかわらず、カウンセリングはいくら身を粉にしてやっても保険点数がつくわけではない。臨床心理士の無料奉仕になってしまうのである。また患者のためにカウンセリングルームなどをつくってカウンセリングを充実させても、病院としては赤字となるばかりであり、医療費削減の嵐のなか、経営を重視する病院幹部からの白眼視を覚悟しなければならない。今後、医療の現場において臨床心理士に正式職員としてさらに活躍してもらうには、カウンセリングを保険診療のひとつとして早急に認める必要があるのではないだろうか。少なくともエイズ診療に関わる多くの医師はそう考えている。

チーム医療とカウンセラーに期待するもの

国立熊本病院　薬剤師　真鍋　健一

つい一週間前に睡眠薬を使わなくても眠れるようになった患者が、ここ四日前より不眠となり、二週間前に使用していた睡眠薬を用いると、息苦しさと口渇を訴えてきた。二週間前までは何とか服用できていた抗ＨＩＶ薬をここ二、三日前より、服用すると嘔吐が強くて飲みたくないと言い出した。

医師は、精神的影響が出ていて服薬が難しくなってきたと判断している。薬剤師は、服用しやすい剤形や矯味薬を検討する。果たしてこのようなことでよいのだろうかと思う。

患者が医療機関を訪れる場合、肉体的な疾病のほかに、生活や彼らを取り巻く環境のなかで、治療へ向かう気持にある種の傷害をうけていると考えられる。治療も、患者自身の取り組みが加わって初めて、治療成績が向上するとされている。そこで患者自身の治療への取り組みを、内在的なものも含めて「自然の治癒力」と名づけると、この自然の治癒力を妨害する要因を探るのが、彼を治療する医療チームに求められるのではないだろうか。

米国で始まったクリティカルパスは、治療の効率化・治療の質的向上・治療の均一化を目標とし、現在ではアウトカムの評価が問題とされている。これにみられるように、疾病に対する治療方法は、その薬物治療も含めてほぼ型が定まってきたと考えられる。つまり、肉体的疾病への治療戦略はほぼ常套化されたと考えられる。ではなぜ、常套化されたものがうまくいかないのだろうか。

私は「自然の治癒力」が妨害されているからだと考える。では私たちチーム医療のなかでこの自然の治癒力をより深く検討できる職種はいったい誰だと考えられるか。患者を取り巻く家族の問題や福祉・医療サービスなどで悩んでいる場合は、そのことが自然の治癒力を阻害していると考えられはしないか。そうだとすれば、カウンセラーやMSWという職種が、とくにカウンセラーが最も適任だといえないだろうか。

もちろんこの「自然の治癒力」のなかには、先にも述べた内在性のものが含まれる。それは生化学的にいえば活性酸素やサイトカインなどに関与する食物が考えられ、これらについては医師や薬剤師の知識が役立つといえる。しかし、これらのことは患者の抱く悩みの直接の原因となることは少ない。治療に対する前向きの姿勢を阻害するのは、多くは、患者が抱くさまざまな社会的要因によるものである。たとえば精神病やHIVという疾患の場合、治療を受けたいがどうしてよいかわからないとか、治療を受けるには遠くの医療機関まで出向く必要があり、そこまでするには金銭的問題や仕事上の問題があるといったことである。

患者の治療は、肉体の疾病に対する関与と、「自然の治癒力」を阻害する要因を明らかにする関与、という二つの側面で検討していかねばならない。チーム医療は、それぞれの立場で検討したものを提出し、両者が正のベクトルを形づくる方向で取り組むことを目指すべきである。

保健婦の立場から

福岡ＨＩＶネットワーク会議 幹事　古賀 初子

はじめに

日本においてＨＩＶ感染者・ＡＩＤＳ患者がかつてない増加傾向を見せているなか、厚生省は「感染症予防法」に基づき、エイズ予防指針を作成した。そのなかでわが国におけるＨＩＶ感染の拡大の抑制や、患者などの人権を尊重した良質かつ適切な医療の提供など、ＨＩＶ／ＡＩＤＳ予防の総合的な推進を図るための方向性と、国・地方公共団体・医療関係者・ＮＧＯなどがともに連携して進めていく新たな取り組みの方向性を提言している。

提言では、今後のＨＩＶ／ＡＩＤＳの予防啓発教育とＡＩＤＳに関連する保健・医療福祉のネットワークを効果的に推進するために、これまでの行政・医療従事者・研究者の関わりが比較的一方向性であったことを踏まえ、当事者との双方向の信頼関係の構築、当事者やＮＧＯなどとの連携及び相互協力の構築が重要であることを示したものと考える。

ＨＩＶ感染者・ＡＩＤＳ患者のケアには、保健・医療・福祉のネットワークが必要だと考え、福岡ＨＩＶネットワーク会議が発足するまえに私は、福岡ＨＩＶ研究会を中心となり開催されていた国立医療センターの矢永由里子氏と出会うことになる。一九九五年当時、私は福岡県精神保健福祉センターに勤務しており、矢永氏は、今後当事者・家族などの支援を行なうにはまず関係機関の多職種の参加による学習が必要だということで所属長に要請があり、参加するようになる（ほか保健婦一名は以前より参加）。そこで今回、原稿依頼を受け、お受けすることになった。失礼があればお許し願いたいと思っている。

臨床心理士の資格認定を受けた者は、二〇〇〇年三月三十一日現在、医師免許を有する二五六名を含め七二八五名であり、業務としては「学校法人に基づいた大学、大学院教育で得られる高度な心理学的技術と技能を用いて、臨床心理査定、臨床心理面接、臨床心理的地域援助及びそれらの研究調査等の業務をおこなう」とある。

提言

臨床心理士およびその他の心理職との相互の連携強化

拠点病院などでのカウンセリング活動を中心に活躍されているが、臨床心理士がイニシアティブをとり、児童相談所や精神保健福祉センターの心理判定員のような専門職、その他の領域で活躍されている心理職との連携を密にすることにより、予防啓発教育、悩みを抱えているが相談に行かれないで困っている人などの相談に繋がっていくと考える。とくに精神科領域の心理職との連携は急務であると考える。

ＡＩＤＳ予防啓発教育への積極的参加を

地域の予防啓発教育は、国内感染が拡大するとともに、必然的にその重要性も増すと考えられるが、カウンセリング活動が中心の専門性を活かして地域での予防教育への積極的な参加を期待したい。多くの地域住民は「カウンセリング」という言葉は知っていても、臨床心理士についての知識を持っている人は少ない。フランクに相談できる職種を選択できると安心する人も多いかと思われる。また、日常的に予防啓発活動が中心の保健所医師・保健婦などにとってもこうした場は、学びも多く自己研鑽の機会となると考える。ひとつのスタイルとして、助産婦との組み合わせによる、発達段階に応じた性教育と併用した予防啓発教育は相乗効果が期待できると思われる。

精神科医師へのはたらきかけ、精神保健福祉センターの活用

ＨＩＶ／ＡＩＤＳに対しては社会的偏見があり、感染力や経路についての誤解も多く、機会あるごとに広報活動や情報提供を実施する必要があり、感染拡大が予測される現状において、専門職種で今後必ず連携を必要とされ、精神科医師へのアプローチを早急にする必要がある。また精神保健福祉法の改正に伴い、二〇〇二年度から、精神障害者福祉手帳および通院医療費公費負担に係る都道府県知事への申請は市町村を窓口として行なわれるようになり、それに伴って精神保健福祉センターの機能充実を図るなか、手帳・公費負担審査、精神医療審査会事務局業務が、本庁主管課から移管されることになる。

このような法施行が準備されている現状をとらえると、精神保健福祉センターを活用し

て、市町村職員を含めた予防啓発教育や広報活動等を効果的に行ない、市町村保健婦などの連携を図る必要がある。

職域へのはたらきかけ、産業カウンセラーとの連携

厚生省では、「二十一世紀における国民健康づくり運動（健康日本21）の推進について」（二〇〇〇年三月三十一日）を示し、そのなかで、企業は「多様性、創造性を有しており情報が十分に提供され、選択可能な市場という場を通して個人の健康に対しても貢献ができる」「多様な企業活動はあらゆる面で国民の生活に関連しており、健康に寄与する積極的な企業活動が期待される」と述べている。これを機会に、産業カウンセラーと連携を図り、企業（中小企業・零細企業を含めて）を対象に予防啓発教育や広報活動を積極的に行なう必要がある。

おわりに

臨床心理士の資格を得るためには、大学・大学院教育課程を経て認定試験を受け、資格を得たあとも五年ごとの更新を受ける必要があるが、地域社会においては、この名称が安易に使用されている傾向がある。

キューブラーロスの述べた、患者のたどる悲哀の五段階「否認・怒り・取り引き・抑うつ・受容」、このすべてをいずれの疾患患者も経験する。この過程では、医師・看護職・ソーシャルワーカーなどの専門職が、かかわりのなかで行なっているカウンセリングがあ

るが、臨床心理士が担う「カウンセリング」中心の活動では、こころの問題を扱う専門家としての専門性が鮮明になる（業務独占）。

臨床心理士の業務内容は、高度な心理学的技術・技能を必要とされるにもかかわらず、一般的にそれは見えにくい。また、その治療過程においては、（たとえば外科的治療では、回復過程が患者本人・家族などに目に見えるかたちで表われ、その多くは早期に回復したり、回復の予測ができる疾患が多い）人間のこころの問題は、奥深く複雑で、百事例あれば百の治療法が生じる（基本的なことを除く）。なお、複雑困難な事例が多く、治療に長期間を必要とし、ゆるやかな回復過程をたどるとともに、新しい創造過程が含まれている。

そのようなことが、チーム医療に従事するその他の専門職にも見えづらいという実状がある。仕事の性質上、クライエントとの個別的な対応が多く、チーム医療にはなじみにくい点もあると思われる。

仕事に対する自負と内なる情熱をもち、日常的に自己の仕事を振り返り言語化・評価し、さらに、専門的な訓練をするためにスーパーヴァイザーを必要をしている臨床心理士。このプロ意識には敬意を表する次第であるが、もっとほかの専門職・地域住民に対してもPRする必要がある。なぜならば、ほかの専門職に対しては、専門的な立場からの教育的教示をすることにより、自己の専門性との違いをより深く認識する機会となるからである。また地域住民に対しては、相談窓口もさることながら、相談する対象職種を選択できると、彼らの安心にもつながると考えられる。

危惧することとして、医療チームの各専門職のなかで、「臨床心理士」の資格を得るための教育課程についてどれほど知られているか疑問である。四年制大学学部で心理学またはその隣接諸科学を専攻し卒業しただけでは資格は得られない。より高度の教育が必要とされていることを念頭におく必要があろう。それを踏まえて医療チームの一員である医師・看護婦・ソーシャルワーカーなど各専門職は、心理士たちの営みが、自分たちが関わりのなかで行なうカウンセリングとは異なることを認識して、かれらを抱え込んでしまわず、連携を図って、委ねる時機を逸しないように気をつけねばならない。

また、言わずもがなではあるが、心理スタッフの姿勢としては、学校を卒業しただけで簡単に「臨床心理士」を名乗るなどもってのほかである。短期間の学びで「こころを扱うことを業とする」ことはできない。カウンセリングを受ける当事者や家族への不利益だけは避けなければならないだろう。

こころを扱う専門化の高度な資質が確保され、そして雇用条件の整備が確立されることを期待したい。――みなさまのますますのご活躍をこころから祈念する。

参考文献
『臨床心理士になるために 第13版』（誠心書房）『健康日本21』（財団法人健康・体力づくり事業財団）『エイズ対策』（東京法規出版）
『エイズ医療体制の確立を目指して』（厚生科学研究「ＨＩＶ感染症の医療体制に関する研究」公開シンポジュウム・公式レポート）『保健衛生ニュース』（社会保険実務研究所）

提言

からだとこころ

隈寛二

〝からだとこころ〟と題して、身体科医の立場から提言をすることになったが、私の医師としての実践は、限病院という五七床の小さな甲状腺専門病院での経験に限られている。

私は総合病院や精神病院での勤務経験がないので、本書のもとになっている自主シンポジウムのときにも、メンバーの方々のさまざまな体験を聞いて、医療には多様な側面があるものだなあと、ただただ感心したものである。それくらいだから今回の執筆にあたっても、自分には身体科医を代表して提言するのはおこがましいと感じている。

しかし一方で私が、甲状腺科・甲状腺外科という内科／外科のなかではマイノリティではあれ、身体科専門の医師であることは間違いなく、また心理臨床の世界にも二十年以上携わっており、リエゾン精神科医も兼ねているのも確かである。つまり自分のなかで「チーム医療」を営んでいるともいえるので、勇気をふるって書いてみることにしよう。

医療と心理臨床

医学へのこころざし

私は父の期待に従ってまず外科医になった。医学を好んで医師になったのではない。小学校高学年のときに兄が病死し、しかたなく医師になったのである。そんなことだから医学生となっても勉強のモチベーションは低く、ただ、興味がひかれたのは精神医学におけるクレッチマーの体型と気質の講義で、分裂性気質の描写を聞いてまるで自分のことが話されているようだと感じ、将来精神科医になろうかと思ったくらいであった。しかし当時の精神医学は、患者さんたちを閉鎖病棟に収容するだけの悲惨なものであり、精神科医になりたいという私の思いも、父からの『それもいいが、あれは治らんぞ。それに比べて外科は治る……』という言葉に半ば納得して、結局、外科医になった。

そして、父は甲状腺も手術する「一般外科医」だったが、外科で父と肩を並べるのは容易でないと判断し、甲状腺を専門とする道を選んだ。そして甲状腺の手術もする「甲状腺専門医」になろうと期した。だから当時私は外科医と呼ばれることを嫌い、父の後を継いで病院長になって（結局三十四年間務めたが）からは、新患の外科の患者さんに〈当院は外科の病院ではなく甲状腺の専門病院ですので、お近くの○○病院に行ってください〉と断るなど、徹底して「外科医」であることを拒否した。そのかわり、当時発展しつつあった甲状腺学は、みずから揶揄して甲状腺中毒症と言うくらい熱心に勉強し、学会も、外科学会より内分泌学会に出席するのをこのんだ。外科医の権威的なところ（もちろん例外は多々あるが）も嫌だった。ただ、甲状腺の手術自体には興味があったし、しかも専門家の少ない当時だったので、数年も経つと専門家としての自信をもてるようになった。

こころへの気づき

ところが、日々集まる甲状腺疾患の患者さんを診ているうちに、甲状腺学や甲状腺外科学では対処できない人が多くいることに気づきはじめた。

たとえば、甲状腺の異常はまったくないのに『喉が詰まって苦しい』と訴える患者さんは多く、また『ここにしこりがあるから手術をして取り除いてくれ』と言う人もいる。とくにショックだったのは、このような患者さんに「手術の必要はない」と告げると、『先生に手術してもらおうと遠方から来たのに……。切ってもらえないのなら自殺する』と訴えられたときである。このような人にどう対応すればよいかまったくわからず、困惑してしまった。

それ以外にも、治療はうまくいき検査上は完全に正常となったのに『自分は少しも良くなってない。かえって悪くなったぐらいだ』と言う人や、癌と診断して手術を勧めても拒否する患者さんなど、てこずることが多々あった。そのうえ病院マネジメントの仕事は責任が重く、自分は医者にも院長にも向いていないのではないか、と思いはじめた。夢にあふれる青年甲状腺外科医が、一転して抑うつ状態になってしまったわけである。

カウンセリングとの出会い

当時、病院マネジメントに関する講演会へ出かけたところ、尊敬するその講師はほとんどカウンセリングの話ばかりをした。これに感銘を受けた私は、すぐにこの方の紹介でロジャーズ派のセラピストのもとへ行った。そこで『カウンセリングの勉強のためには、カウンセリングを受けるのがいちばんよい』と言われ、早速カウンセリングを受けはじめた。

また、帰国されたばかりの河合隼雄先生によるユング心理学の講座に感激し、自分も教育分析を受けたいと思い、樋口和彦先生に紹介されてスーパーヴィジョンを受けたり、ゲシュタルト療法、交流分析、のちには認知療法や解決志向のブリーフセラピーなど、いろいろなワークショップやセミナーに参加したりして、そうして現在に至っている。

医師と臨床心理士の違いを本書のなかでも述べられているが、私がロジャーズ派のカウンセリングを学びはじめたころ、この新しい考えに夢中になって、自分が医師であるのかカウンセラーであるのか、わからなくなってしまった時期さえある。たとえば、患者さんの質問たとえば『手術が必要ですか？』に対し〈あなたは手術が必要かどうか、不安に感じておられるのですね〉と返したりして、医師として必要な説明・指示を忘れていたこともある。それをある日、友人から指摘され、自分のなかの境界線が曖昧になって患者さんに迷惑をかけていたことを知り、愕然としたことを覚えている。

このふたつをある程度統合できたのは私にとって大きな収穫だったが、それはアイデンティティが揺らぐほど大きなことだった。これが「チーム医療」を営む際のの困難を象徴的に示しているようにも思われる。

さて私は、身体のことは甲状腺疾患についてしか知らないので、以下、若干ながくなるが、そうした私の気づきをもたらしてくれた甲状腺疾患について述べてみる。

甲状腺疾患とこころ

甲状腺とは、ご存じかもしれないが、のどぼとけのすぐ下にある重さ一〇‐二〇グラムの小さな臓器であり、そこで甲状腺ホルモンというものを産出している。このホルモンは心身の発育に必須のもので、これが欠乏すると、身体的・精神的発育が遅滞する。また大人になってからはこのホルモンが、全身の代謝を正常に保つために必要で、これが減少したときを甲状腺機能低下症、逆に増加したときを甲状腺機能亢進症または甲状腺中毒症とよび、どちらにせよ、身体のみならず精神にも影響を及ぼすことになる。

まず甲状腺機能亢進症を引き起こす代表的疾患は「バセドウ病」であり、このばあい薬物療法が中心となる。また手術の対象となる代表的疾患は「甲状腺悪性腫瘍」であり、なかでも最も多いのは、予後のよい甲状腺乳頭癌があり、他に濾胞癌と遺伝性の多い髄様癌、予後の非常にわるい未分化癌がある。

ところで甲状腺疾患は、内分泌疾患のなかでは最も頻度が高い。それがどのくらい多いかというと、バセドウ病（甲状腺機能亢進）は千人に六人、橋本病（甲状腺機能低下症を生じる）は千人に約五九人、甲状腺結節（癌を含む）は千人に四五人の割合といわれる。一般外来の七五人に一人は見逃してはならない甲状腺疾患をもつとされ、とくに高齢者では、一般外来を受診する人の二〇人に一人は甲状腺機能低下症を有するという（甲状腺の機能が低下すると、認知の障害すなわち集中力・思考・記憶の障害や、抑うつ気分、ひどくなると幻覚・昏睡を生じるので、六十歳以上の抑うつや知的障害（痴呆）の患者には甲状腺機能検査が勧められている）。

では次に、甲状腺機能亢進症（以下「バセドウ病」）をやや詳しく説明しよう。

バセドウ病の精神症状

バセドウ病の精神症状としては、いらいら、落ち着きがなく、注意集中が困難で多弁となり、過敏で興奮しやすく、感情が不安定になり不眠も多い。一見そう病に似ているが、実際にはそう病の診断基準に合致する人はきわめて少ない（日中の活動性の低下がそう病との大きな違いである）。また集中力低下のため、児童においては学力の低下をきたすことが多い。

ちなみに、二九例の未治療のバセドウ病患者にＤＳＭ-Ⅲに基づいた構造面接をすると、九例に大うつ病、二三例に全般性不安障害の診断がつくが、甲状腺の治療により寛解するという。とくに老人では、全身倦怠・顕著な体重減少・活動性の低下・無欲状となり、うつ病と間違われることが多い。このようなバセドウ病では、うつ病・不安障害の症状を示すものが多いが、ほかにも恐怖症や広場恐怖を伴うパニック障害が見られることも多いと指摘され、パニック障害では甲状腺機能を検査する必要があるといわれているほどである。

重症のバセドウ病での精神病の発生頻度は一－二〇％といわれているが、日本でのバセドウ病は、ほかの甲状腺疾患と比べて精神変調をきたしやすいと報告されている（その内訳は、神経症状態四〇％、うつ状態約二九％、幻覚妄想状態約一〇％、躁状態約四％などである）。ちなみに、このようにバセドウ病に精神疾患が合併している場合や、学業不振の場合や、就労せず家でブラブラしている場合、患者の家族は「バセドウ病が治ったら、これも治るのではないか」と期待し、患者を連れて来院することが多い。こうしたケースでは、私は〈甲状腺機能の改善につれてこれらが改善すれば治る可能性はあるが、甲状腺機能の改善に一致して改善しないなら、甲状腺の治療だけでは、治る可能性は期待できない〉と説明している。

バセドウ病と生活史

発病前の一年間に起こったストレスの多い「生活史上の出来事」（ライフイベント）が、その発病に関係しているという報告が近年相次いで出されている。バセドウ病の予後・重症度に対するこうした心理的因子の影響については、まず、MMPIの神経病因子（心気症傾向・抑うつ性傾向・ヒステリー性傾向）が、薬物療法を行なう際の難治化の因子になっている。またさらに、バセドウ病患者のうち、ストレスを認知・表現することが少なく、身体化する人が、薬剤治療において難治性となるといわれている。

・ある三十歳の女性

バセドウ病で地方の総合病院内科に入院したが、抗甲状腺剤が奏効し難く、頻回の過呼吸発作でナースや医師を困らせていた。外科に手術を依頼したが断られ、結局主治医が付き添って当院へ入院した。入院直後に時間をとって面接すると、夫と離婚寸前で危機的状況にあるうえに、入院先の病院で問題患者とされ、どんなに辛い境遇であったかを涙ながらに語った。そのいきさつを充分に聴いた私は〈あなたは問題患者などではない〉と保証したうえで〈この症状はパニック障害といって、有効な薬もあるし、バセドウ病を速やかに治すには手術がよいと思う〉と説明した。また〈パニック発作は動悸を「大変だ、死ぬにちがいない」と破局的に考える認知の歪みが引金になっている〉と説明し、認知療法の本を渡した。入院後は、パニック発作を一回起こしかけたが、私がそばで腹式呼吸をゆっくりするよう指導しただけでおさまり、自分でコントロールできることをたいへん喜んだ。――手術は無事に終わった。患者は術前・術後、熱心に毎日ノートをとって認知療法の本を読み、「自分はずいぶん認知の歪みで人生を破滅に導いてきた」と自省し、一箇月足らずの入院後、『人生の再出発です』と退院していった。

甲状腺癌の心的問題

当院では甲状腺癌に対しても、原則として病名を、診断のついた時点で告げ、その性質を説明して手術日を決めている。しかし癌の場合には、いくら予後の良いことを説明しても、しばしば患者は、癌というイメージに圧倒されて、その説明が頭に入っていないことが多い。そんなときには、翌週にもう一度来ていただき同じ説明を繰り返し、質問してもらうことにしている。

性質のおとなしい甲状腺乳頭癌

説明に際しては、通常の手術の場合は、発声を司る神経の麻痺による嗄声は可能性としてはあり得るがほとんどないことを強調する。また甲状腺全摘が必要となるときには、甲状腺ホルモン剤を生涯内服することになるが、この際には、足りなくなった甲状腺ホルモンを補充するので、いわゆるホルモン療法とは違って副作用のない点を強調する。あるいは甲状腺癌がより進行し反回神経や気管に浸潤している場合には、手術は浸潤臓器の合併切除が必要となり、後に嗄声や、気管切開による障害を残すことになる。このようなときにも手術前に、どのような障害を残すかについて充分な話し合いが必要である。

診断確定後にこのような説明を二、三回外来でしておくと、入院のときには落ちついて、たとえば入院後病室に行って〈なにか質問はありませんか?〉と訊いても、『もう充分に聞いたし納得しているので、お任せします』と言う人が多い。

ただし、もともと不安障害的傾向のある人や感情障害の素質のある人は、強い不安や不眠・抑うつ状態となることがある。その際は、抗不安剤・抗うつ剤や睡眠薬を投与しながら、一、二週間に一度外来に通院してもらう。

このような場合には、甲状腺乳頭癌の性質がおとなしいという予後の説明だけでは、患者の不安やパニック・抑うつ状態はとれない。そこで、癌という病名告知をきっかけに、患者が感じている危機感をより詳しく聴く。患者はしばしば非現実的・誇大な危機感をもっているので、それをより現実的なものに修正するよう援助するとよい。また、患者の生活状態がもともと危機状態にあって「危機」に対する耐性が落ちている場合には、支持的に患者の状態を聴くことが、癌の手術という新たな危機を乗り越えるための助けとなろう。

ときには、良性の結節やバセドウ病で、まだ手術適応とは考えられないのに患者のほうから手術を希望することもある。このような場合、患者が手術によって何を得たいと思っているのかを訊く必要がある。なぜなら、患者によっては、手術では得られないもの（美しい外観、疲れを知らない健康、精神的な安定など）を期待していることがあるからである。患者がこうした大きな期待を抱いているときには、手術によってはそのような期待はせいぜい一部分しか叶えられないことを告げ、〈どうして手術にそのように大きな期待をかけるのですか？〉とさらに訊いてみると、思いもかけない生育歴上のトラウマや生活面での困難が語られることがある。

遺伝性のある髄様癌

家族性の髄様癌の遺伝子診断は新たな問題を生んだ。

髄様癌は、甲状腺腫が著明になった時点で手術すると根治性が得られていなかった今までの経験から、より早期の手術が望ましいことは確かなので、キャリアであることが判明した患者は、いつ手術をするかが問題となる。こうした場合、発端者とその家族にどのような説明をするか、という倫理上の問題が生じてくる（いずれにせよ、遺伝性髄様癌も「治る病気」であることを強調しなければならない）。

またさらに、患者の「知る権利」と「知ることを拒否する権利」の問題も浮上する。日本では一般に、発端者である患者に遺伝子診断の必要を告げ、その患者から家族を説得してもらっているが、ふつう、男性は知りたいと言い、女性は「結婚に支障がないか」と心配し、知ることにアンビバレントになることが多いようである。キャリアであることは、その後の就職・結婚・保険加入などの際に問題となるので、医師は、守秘義務を守りながら患者のサポートをしなければならない。

したがって遺伝性髄様癌患者に関与する医師は、特定の主治医であることが望ましい。また遺伝性疾患は、家族を巻き込む大きな問題なので、医師は単なる医学的見地のみならず、患者および家族のこころのケアもしなければならない。こうしたことから、この領域では、精神科医や心理臨床家との連携が必要となることが多い。

予後の悪い未分化癌

未分化癌の場合は、他の甲状腺癌と比べて著しく予後の悪いものなので、また異なった対応が迫られる。つまり未分化癌の患者の前には、次のように二つの道が提示されるので、充分なインフォームド・コンセントが必要となる。①病巣が比較的小さく、周囲へ浸潤しておらず、根治手術が可能なもの――これに対しては一日も早く手術し、術後の化学療法で長期生存が期待できる。②さらに進行したもの――比較的体力のある人は化学療法で半年から二年ほどの生存が可能であるが、化学療法に耐えられない人は数箇月以内に死亡する。

前者で二年間生存した患者が一人いるが、彼を支えたのは、主治医による率直な隠しだてのない情報提供と、その励ましに応えた彼自身の勇気・闘病心であった。

後者の場合、化学療法の副作用に関する充分な説明のうえ、患者の自己決定権に基づいた選択を重視すべきである。そのためにはまず、病気の性質が、死をもたらす可能性のある重大なものであることの説明が前提になるだろう。それとともに、病気による不安、化学療法や癌の進行によるさまざまな苦痛に対するいたわりと、モルヒネの使用も含めた症状コントロールが必要となる。そのためにナースのケアが重要であることはもちろんだが、できるならば精神科医・臨床心理士、ときに宗教家といったように、患者を支えるチームが出来ることが望ましい。

治療のコンプライアンス

バセドウ病の薬物療法は長期にわたり、また甲状腺機能低下症の薬物療法は一生涯の内服を要する。したがってそこに、内服に関するコンプライアンスの問題が生じてくる。

服薬・通院への抵抗

バセドウ病で抗甲状腺剤治療を開始すると、しばしば体重が増加するため、患者はよく自分で勝手に内服量を減らす。こうした際には、薬の量を減らすより甲状腺機能亢進状態時に習慣化した過食を止め、適切な減食をするよう指導する。

薬剤への恐怖には、副作用の充分な説明で対処する必要があるが、マスコミによる医療情報から薬害に過敏となり、できるだけ薬を飲まないようにしている人がいる。そのような場合、どんな副作用があると患者が思っているかを訊くことは大切だろう。多いのは「妊娠できなくなる」「奇形児が生まれる危険性がある」などである。それ以外にも、こちらが驚くようなことを聞くことがある。例えば「骨が溶ける」「癌になりやすくなる」「痴呆になりやすくなる」など。このような考えに対しては、間違っていることをよく説明する。

薬を飲まない人、しばしば来院をさぼる人に対しては、そのことを叱るより、なぜそのような行動をとるのかを理解するよう訊くことが大切である。その根底には医療不信があることが多いので、それを良い意味での挑戦として、良好な医師 - 患者の信頼関係を築くよう努力すべきだろう。また薬を飲まない人に多いのは、『忙しくて飲む暇がない』という声。このような患者にも、その人の生活を訊いてみると『毎日生きていくのが精一杯で、時間的に余裕がない』と言う。さらに聞くと、時間的余裕がないというよりは、その人の人生自体に余裕がなく、慢性的危機状態にあることが判る場合がある。そうした状況を共感的に聴いていけば、薬を飲むことの必要性を納得してもらえることが多い。

手術へのためらい

コンプライアンスの悪い例として、手術を拒否あるいは躊躇する人がいる。その手術が危険でないことを説明するだけで納得する人もいれば、それでも不安・恐怖の強い人もいる。怖がっている理由を聞くと、両親やきょうだいが癌で悲惨な死にかたをしており、自分もそうなるのではないかと恐れているのだと判る場合がある。そうしたとき、その癌と甲状腺癌は違うということを説明するだけで足りることもあるが、親の死がいまだ受け容れられず未解決になっているなら、その死に伴う悲しみ・怒り・後悔などをよく聴いて、その悲しみを充分に悲しめるよう援助することで、次のステップ、すなわち自分の治療へと向かう気持をつくることができる。なお、コンプライアンスの悪い患者の場合、感情障害や不安障害、ときには人格障害の合併を考え、必要なら精神科医と協力し、抗うつ剤や抗不安剤を併用することでコンプライアンスを良くすることもできる。

結局いちばん大切なのは、良好な医師‐患者関係と、チーム医療である。

心理面接の必要性

患者は、病気以外に問題をもっている。

当院でバセドウ病の患者に「家族・職場に問題はありますか」「病気に精神的きっかけがあったと思いますか」と問いかけたところ、意外にたくさんの人が「問題がある」と答えた。私は、こうして問題ありと答えた人には「その問題を聞いてほしい」あるいは「訊かれたら答える用意がある」と考えて接するようにしている。また実際に面接してみると、問題なしと答えた患者のなかにも、大きな問題を抱えている人がいる。

身体科にかかる患者には、こころの問題を否認する傾向がある。その結果として精神科に行くことやカウンセリングを受けることに対する抵抗があり、「どうせこんなこころの問題を病院で話しても、誰もとりあってはくれない」「厄介もの扱いされるだけ」とあきらめている人が多いと思われる。要するに彼らは心理療法を直接求めていない。

カウンセリングへの橋渡し

本書でも医師の志真先生が、病院の臨床心理士に、カウンセリングを求めていない人にそれを行なう技術を求めている〔第一部第五章コメント〕が、私もまったく同感である。私の経験では、表面的にはカウンセリングを求めていなくても、保持された雰囲気のなかで一歩プライバシーの世界に踏み込むと、「自分のこの悩みを誰かに相談したいと思っていたが、どこに相談すればよいかわからなかった」とか、時には「からだの病気よりこのことのほうが切実なので、こうした問題をとりあつかえる場を思いがけなく与えてもらえてよかった」と喜ぶ人もいる。ただし、このような面接の時間をつくるときに、私は必ず〈これから病気の治療に役立てるため、少々プライバシーに関わる質問をしますが、言いたくないことはぜったいに言わないでください〉と前置きすることにしている。

医師が臨床心理士にバトンタッチする際には、このように「自分には相談したい問題がある」ことを患者が表現した段階で行なうのが、いちばんスムーズに運ぶと思われる。医師がただ〈臨床心理士に会ってみてください〉とか〈精神科を受診してください〉と伝えるだけでは、患者さんが抵抗を感じて当然である。私のばあい、患者が心理的問題の表現を始めた段階で、〈じつは私は臨床心理士を兼ねています。さきほどからお話を聴いたのは、いわばあなたがカウンセリングを体験されていたともいえるわけです。でも私は時間がとれませんので、医学的な治療のほうはもちろん私が担当しますが、それと並行してカウンセリングを受けられてはいかがでしょうか。もし御希望なら適当なカウンセラーを紹介しますが……〉と、本人の選択に委ねることにしている。しかしこれはなかなか難しいことである。最初に話を聴きすぎると、患者は『先生に話を聴いてもらいたい』と言ったり、臨床心理士へ紹介しても舞い戻ってきたりすることがある。そこで、最初の面接のときは適当なところで討ちきることが必要である。ある家族療法家から「先生の紹介患者は、他の医師の紹介患者より治りやすいように思うが、なぜですか？」と尋ねられたことがあるが、それは、私が充分にクライエントとその家族の話を聴き、家族療法が必要だと導いたからであろう。そのようなとき、私の外科医としての資質が役に立っているのかもしれない。

病院内でのカウンセリング

当院では当初、甲状腺疾患が中心ではあったが、常勤の精神科医二名・臨床心理士一名を抱え、この精神科医のところへ紹介されてくる分裂病や人格障害の人も入院させていたことがある。しかしそれは、大部分を占める甲状腺疾患の入院患者にとっては恐れの対象となり、また、主として甲状腺外科の臨床に慣れたナースたちは戸惑い、入院の適応に関して精神科医どうしのあいだにも意見の確執を生じた。そこで、甲状腺疾患をもった患者の心理的問題については対処可能な限り外来で扱うが、入院が必要な人や精神病圏（うつ病を除く）の患者は、甲状腺疾患の治療は外来で行ない、心理面に関しては適当な精神科医や臨床心理士に紹介することにした。

現在、当院には非常勤の臨床心理士が三人いる。私はいったんカウンセリングを依頼すると、あとはカルテに記載された面接記録に少し目を通すぐらいで、身体科医に徹することにしている。患者に心理的なことは訊かず、投薬に際して必要な精神症状の変化を効く程度で、定期的なカンファレンスは開いていない。当院が医師と臨床心理士のチーム医療にほとんど問題がないのは、原則として入院治療をしていないからであろう。

以前ある患者に、私が臨床心理士として週一回五〇分の面接をし、精神科医が二週間に一回診察をするというかたちをとった例がある。それは、双方の（または三人のあいだの）信頼関係が強固であったことと、精神科医と私が絶えず情報交換をしていたから出来たことで、これを多職種のあいだで一から構築するのは大変なことだと思われる。

ついでながら、私の診察室では『臨床心理士に出会うには』（日本臨床心理士会編）と『こころの健康案内メンタルクリニックガイドブック』（日本精神神経科診療所協会編）を活用している。他にも『医者がすすめる専門病院』（医療研究グループ編）、全国の漢方医のリスト、『女たちの便利帳』（ジョジョ企画編）なども置いている。最後の本は、夫の暴力や離婚などの問題での相談機関を探すのに役立っている。

おわりに

本論の初めのほうで、私のなかにある「医師と臨床心理士の両面」のことを書いたが、後者は、当院では医師から、私の道楽と思われているようである。もちろん問題のある患者さんはこの医師たちからも紹介されてはくるが、私の営業活動がよくないのか、院長（二〇〇一年三月末で院長職を辞め、名誉院長になったが）という立場がよくないのかわからないが、この経験からしても、病院での臨床心理士の市民権の獲得は難しいと実感する。この本でも、さまざまな診療科のなかにいる臨床心理士の、病院という異なった風土でのチーム医療への参加の様子が描かれているが、黒川が指摘している「グレイゾーンで踏ん張る力」や、矢永・川瀬の行なっている「営業活動」は、チーム医療において臨床心理士に求められる大事なことだろう。

本書には、医療現場のフロンティアが描かれている。ただしこれは氷山の一角の突出部であり、日本の医療の大部分は、まだまだ心理臨床の必要性に目を閉ざしている。

臨床心理士にとって、医療という異なった風土のなかで、その風土に慣れ、しかもプロとしての同一性を維持しつづけるのは大変なことであろうが、ここでの執筆者たちが、銘々のやりかたでその困難を克服されていることに感銘するとともに、私をこのメンバーに加えていただいたことを光栄に思っている。

参考文献

藤波茂忠（一九八五年）『バセドウ精神病と粘液水腫精神病』（精神科 Mook 117）
藤波茂忠（一九九一年）「甲状腺機能異常と精神症状」『医学のあゆみ』157
Fukao, A. et al., 1995: The effect of psychological factor on the prognosis of antithyroid drugtreated Graves' disease patients. Thyroid 5 (suppl 1), S-244 (abst).
Fukao, A., Takamatsu, J., Tamai, H. et al., 1997: Graves' disease patients with decreased Neurotic reaction to emotional stress have more aggravated disease., Thyroid 7 (suppl 1), S-30 (abst).
羽下大信・隈寛二（一九九八年）「心理臨床家の常識」『心理臨床』11(2)
Hall, R.C.W., 1983: Psychiatric effects of thyroid hormone disturbance., Psychosomatics, 24.
浜田昇（一九九六年）「甲状腺疾患を見逃さない為に——頻度と初期発見のこつ」Medical Practice, 13
Kathol, R.G., Delahant, J., 1986: The relationship of anciety and depression to symptoms of hyperthyroidism using operational oritenia., Gen Hosp Psychiatry., 8.
Kung, A.W.C., 1995: Life events, daily stresses and coping in patients with Graves' disease., Clin Endocrinol, 42.
Lindeman, C.G., Zitrin C.M. & Klein, D.F., 1984: Thyroid dis function in phobic patients., Psychosomatics, 25.
長滝重信（一九八九年）『甲状腺疾患一 - 五』（Common Disease Series 10）南江堂
野村紘一郎・保坂隆編（一九九九年）『総合病院精神医学マニュアル』医学書院
Orenstein, H., Peskind, A. & Raskind, M.A., 1988: Thyroid disorder in female psychiatric pacients with panic disorder or agraphobia., Am. J. Psychiatry, 145.
Radosavljevic, V.R., Jankovic, S.M., Marinkovic, J.M., 1996: Stressful life events in the pathogenesis of Graves' disease., European J. Endocrinol, 134.

Sato, T., Taleschi, M., 1993: Lifetime prevalence of specific psychiatric disorders in a general medicine clinic., Gen Hosp Psychiatry, 15.
Sonino, N., Girelli, M.E., Boscaro, M. et al., 1993: Life events in the pathogenesis of Graves' disease - A controlled study., Acta Endocrinol, 128.
Whybrow, P.C., Bauen, M., 2000: Behavioral and psychiatric aspect of hypothyroidism., Werner & Ingbais The Thyroid 8th ed.
Winsa, B., Adami, H-O., Bergstrom, R. et al., 1991: Stressful life events and Graves' disease., Lancet, 338.

第二部

時代にこたえる心理臨床

第一章

臨床心理士のトレーニング

小児医療

——奥村茉莉子

私の場合、児童精神科の病院に十年、総合病院で医療相談室に十年、それから子ども病院に移った。当初は病院にも余裕があって、二年ほど心理室にスーパーヴァイザーを定期的に招いて、ロールシャッハ・テストや心理療法の勉強をさせていただいた。やがて他の病院などの心理職も一緒に自主的な研究会をもち、グループスーパーヴィジョンの場を今日まで継続している。スーパーヴァイザーは村瀬嘉代子先生で、一つの技法や視点ではなく、クライエントとかかわる多面的な視座と、自分自身をクライエントに素材として提供するという心もちを理解すべく、及ばずながら努めてきた。

最初の訓練

出発点で役立ったトレーニングとは、自分の経験を、意識的に自分の感情の経験として受け止めようとする態度のトレーニングであろうか。さまざまなワークショップ（非指示的カウンセリングのグループ経験、心理劇の講習に出席したこともある）に参加して、自分の存在について気づかされたことが大きかった。そして同時に「人は一人一人、ユニークに異なる」という実感が、人にかかわるときのモチベーションになった。

児童精神科の患者とのかかわりから

自我障害の中学生達と出会い、彼らを理解するのに、私の場合、非指示的カウンセリングでは振り回されることが多いと感じた。主観的な投影を向けられることの理解に、対象関係の発達についての勉強が役立った。それは母子関係の理解にも俯瞰的な視点をもつのに役立ち、遅れのある子どもや、情緒障害の子どもへの対応にとまどう母親の相談に対処するために有効であった。そして症状や人格障害の基盤にある「成長過程での情緒的不幸」に向けて、その感情を修復するために支持的心理療法の意味が大きいと納得させられた。

総合病院での経験

そこでは医療相談室という、診療科の外で全科からの仕事を医療ソーシャルワーカーの方々と同様に受け入れる部署にいた。原則として電話をとった者がその仕事をするというなかで、ケースワークもする心理職であった。糖尿病の結果知的障害をもった男性が障害年金を受けられるためのマネージメント（当時知的障害は福祉施策の盲点になっていた）、交通事故で脳挫傷後遺症が残った青年が一人でリハビリを受けに来れるようになるまでの援助（バスに家族がのせ、病院前駅で降りられるかどうか、そっと確認するなど……。この青年の描画は、アスファルトの灰色に白線だけが描かれて、じっと地面を見て通って来ていたことを実感して胸がつまった）などなど。

ここではまた、若いソーシャルワーカーの方が「この仕事は卑屈にこそなれ、争ってはならない仕事」と言いつつも、患者の福祉のためには上司である医師と激しく渡り合う場面も経験して、彼女を尊敬した。ここでは精神科病棟の立ち上げも経験した。仕事の過半数は精神科の仕事で、とくに初めの二年ほどのあいだに予診とりを千件ほど経験し、子ども時代からの生活史と現在のありようを立体的に理解する機会になった。あるときは、精神科救急で保護室に入った人が数日すると何事もなかったように病棟で談笑しているのをみて、精神科医療の効果に感嘆した。こうしたなかで、「密室の心理療法」の効用と限界、そしてそれを補ってなすべきことについて考えさせられた。

子ども病院

体の病気をもつ子どもにかかわると、子どもたちのこころの健康さにほっとする。これまでのどこよりも多忙だが、重い気分を引きずることは少ない。これまでの経験のなかから、目の前の子どもと家族のこれからの人生の課題を思い描きつつ、相談を意味ある時間にすることが心理相談の仕事の課題である。

私的経験から

三十歳代は子育てで多忙だった。四十歳代は、子どもたちの思春期青年期をとおして見える世の中の状況にずいぶん考えさせられた。そしていま、心理療法の思想についても、また社会に貢献すべきその実用性の如何に関しても、絶えず考えさせられている。次世代のこころを育てることは、いまや社会の最重要事項として国をあげての課題である。子ども病院は、子ども自身にとって、そして子育て経験によって成長する家族にとって、この課題に貢献できる重要な社会資源である。そしてそのことのなかにこそ、子ども病院の心理職の役割があると思う。ぜひとも、心理職の制度的位置づけを求めたい。

これからの課題

医療の進歩と高齢社会の深化のなかで、慢性状態と老化という負の条件をかかえる患者・家族が増加する。こうした負の条件を生活のなかにどう折り合わせてゆくか、という総合的視点に立つ心理臨床が、これからますます求められる。

また、移植医療や遺伝子治療などという先進の医療操作に、患者・家族の生活意識がついてゆけない現実が顕になってきている。これらの領域では今後さらに新たな視点に立つこころの相談が展開される必要があろう。

老人医療

黒川由紀子

大学院での教えと導き

上智大学大学院における霜山徳爾先生の講義では、毎回こころを揺さぶられるような思いがした。私は大学院から転入したので、学部の講義と大学院の講義を同時に受講させていただいた。

霜山先生はいまから二十年以上まえに「老年心理学」の講義を開講されていた。臨床心理学の分野では、ほとんど誰も老人に関心を払わなかった時代である。まさに老年臨床心理学の先駆者であった。

霜山先生の講義は、一方において、明日の臨床に役立つ実際性を充分に備えながら、他方、患者さんやクライエントさんに出会う際の、こちらの基本的な佇まいそのものを常に問われる内容であった。実際性の一例としては、ドイツ語のテストをあげることができる。いまではみかけることの少なくなったカルテのドイツ語を理解できるよう、講義のたびにドイツ語の術語のテストが行なわれたのである。これは後に精神科に勤務するようになったとき、ドイツ語の素養のない自分にとっては、非常に役に立った。

なによりも有り難かったのは、なかなかテークオフできずにあせる、そのこころを見透かすかのように「ちっともあせることはありません。どのみち三十五歳を過ぎないと、臨床家として一本立ちはできないのだから」と、ことあるごとに繰り返し励ましてくださったことである。当時、「友が皆、我より偉くみゆるとき」の心境で、先行き不透明かつ自分にまったく自信の持てない日々を過ごしていたので、先生のあたたかさが身にしみた。実習先の聖マリアンナ医科大学長谷川和夫先生に紹介してくださるために、自ら足を運んでくださったことも忘れられない。その後現在に至るまで、聖マリアンナの先生方にたいへんお世話になっているのも霜山先生の結んでくださった御縁があるからこそと感謝している。

また霜山先生は、私の拙い修士論文を評価してくださり「早く出版するように」と再三すすめてくださった。自分としては取るに足らぬものに思え、とうてい世に問う気にもなれず、十年も放りっぱなしにしてぐずぐずしていたとき、先生が御著書（『素足の心理療法』）のなかで、私の論文を御紹介くださったことは有り難いことであった。霜山先生の講義やお導きによって、この仕事を続けるための勇気と知恵を授けていただいた。もとよりすべてを自分のものにできてはいないが、先生の御著書は繰り返し読み、臨床の糧としている。

老年学セミナー

アメリカのミシガン大学で開催されるミシガン大学老年学セミナーからは、はかりしれない大きいものを受けた。このセミナーは、十年にわたり、毎夏日本から二十人の高齢者ケアに関わる専門職を集めて、老年学、とくにチームアプローチについて学ぶことを目的として開催されてきた。ソーシャルワーカー・看護婦・リハビリ職・医師・臨床心理士・介護福祉士・音楽療法士・栄養士など多職種が同時に参加し、講義・実習・ディスカッションが程よいバランスで盛り込まれている。

セミナーの内容を例示すると、痴呆に関しては「重度痴呆症の認知障害の理解と対応」「痴呆症のグループワーク――回想法・音楽療法・文章作成ほか」「チームアプローチの実際――医師・看護婦・ソーシャルワーカーなど」（各職種が実際にアセスメントや問診のデモンストレーションを行なうこともある）「痴呆症のチームアプローチ――事例検討・小グループディスカッションと総括」などのプログラムがある。また、痴呆症の治療やケアを行なう施設見学の機会も設けられている。

初年度に一参加者として参加した。その会期中に運営委員になるようにとのお話をいただき、以来十年間このプログラムに関与させていただいた。この間、夏期セミナーとは別に、ミシガンセミナー関係者により、日本全国で、国際シンポジウム・講演会・事例検討会・ワークショップなどを重ねてきた。

この機会に知り合った日米のさまざまな職種の仲間と本音で語り合い学びあう機会を得て、心理職としての自分をたびたび振り返り、自問自答を繰り返してきた。最初は「心理職はこんなにも理解されていないのか」という深い失望と絶望に始まったが、すこしずつ理解と信頼が深まるプロセスを歩めたことに、大きな喜びと感謝の念を覚える。

「心理職ってなにか気難しい人が多い」「あんまりいい人に出会った経験がない」「暗いか、きつい人が多い」「こもってばかりで、何をしているのかわからない」「自分を特別と思っていて、態度がでかい」「話している内容がわからない」「精神科医の僕にできなくて、心理のあなたにできることは？」……心理職に対するこれらの感想・疑問を投げかけて私を悩ませてくださった、さまざまな職種の先輩・同僚・後輩に深謝。

臨床の場における日々の学び

臨床の場から学ぶことの大きさは、はかりしれない。まさに患者さんは最大の師である。患者さんの声に耳を澄ませ、かすかな変化の気配を感じ、様子をつぶさにみること。

特別な講義やセミナーで学ぶことが生きるのは、日常の臨床経験の積み重ねがあってのことである。頭で知った気になるのではなく、体で、身にしみて会得することが不可欠である。理論と実践の行ったり来たりが必要である。「思うようにいかない体験」こそ正直に見据えること。ただし、こころが疲弊してしまってはしかたがない。

臨床の場で、チームメンバーの率直な見解にはぜひとも耳を澄ませたい。すべての意見に賛同する必要はないが、いきなり切り返すまえに、まずは「聴く」ことが、自分自身の考えや役割を再考するうえできわめて大切な機会となる。辛口の批評にこころを開き、異質なものを排除せずに、自分を育てるよすがとする。

仕事について間もないころ、年配の男性の患者さんに心理検査をしてひどく叱られたことがあった。「若い人に馬鹿にされた」と。このときはひどくショックを受けて、その後なぜだろうと考えつづけてきた。こちらは

「馬鹿にする」どころか、「受容」「共感」をこころがけ丁寧に接したつもりだったからである。しかしながら、患者さんを脅かすような初心者の気負い、自信のなさの裏返しの高慢な態度、ぎこちない姿勢など、いま思えば申し訳ない気持でいっぱいになる。

それにしても仕事に関しては、誉められたことはすぐに忘れても、失敗は決して忘れないのはなぜだろうか。生涯、師は増えるばかりである。

最近は幸い、叱られること、検査を拒否されることなどは、まずなくなった。「検査を受けて、かえってすっきりしました」「病棟で黒川先生が患者さんと接する様子を見るだけで、勉強になります。何気ないのだけれど、患者さんがいい時間を過ごしておられるさまが伝わってきて、よかったなと思います」「看護婦として、せかせか立ち働くだけが仕事じゃない。すこしの時間でも、なにも他の仕事をしないでゆったりと人生の歴史に耳を傾けることも、立派な仕事だと知りました」……。このように理解をいただけるようになったのは、現場で鍛えてくださった、患者さんやご家族、チームメンバーのおかげである。

精神科

――浦田英範

当院では、力動精神医学を基礎に据えて患者さんの治療援助にあたっている。そのため、患者さんの行動の裏にはこころの影響があると考える。そこで、患者さんの現病歴・生育歴・家族歴を理解して患者さんに対応する。こういうといかにもわかっているかのように聞こえるが、就職した当時は、私は雲をつかむような気持であった。つまり、知識として上記のことは理解していたつもりであったが、いざ実践となると、何ともおぼつかないのである。

まず臨床心理士として何ができるのか考え、臨床心理査定とくにロールシャッハ・テストを通じて患者さんの精神力動を理解し、医師や看護者と話すようにした。学生時代、私は病院実習をする機会を得たので、ロールシャッハ・テストに関してはスーパーヴィジョンを受けながらレポートを作成していた。その際にいちばん大切なのは、ロールシャッハ・テストの用語を使わず、誰が読んでもわかる言葉で書くということである。たとえば私の場合、患者さんの精神力・知的側面・情緒的側面・対人関係・病態水準など専門用語（ロールシャッハ・テストの専門用語や精神分析用語など）を使わず、誰が読んでもわかるようにレポートを書きなさいと指導された。そういうレーポートの書きかたが、当時、スタッフに対して受け入れられ通用した。スタッフに心理テストが役に立つことを理解してもらえた。臨床心理査定は、臨床心理士の専売特許ともいえる患者さん理解の方法である。臨床心理査定をとおして臨床心理士の職種や業務内容を理解してもらえたと思う。

次に大事な業務である臨床心理面接に関して、スタッフにどう理解してもらえるか考えるようになった。まずそれには、臨床心理面接に関してスーパーヴィジョンを受けることが大切だと考え、その機会を模索していた。

なぜスーパーヴィジョンが必要だと考えたかというと、それをとおして、私のこころの癖を知ることはもちろんのことであるが、患者さんのこころの動き（精神力動）やこころの癖を理解し、どう治療援助するかを考えていくのか指導を受けることができ、そして、そこで知り得たアプローチの方法を病棟スタッフと協議でき、お互い話し合えると思ったからである。

たまたまその気持を上司でもある院長に相談したら、自分でよければとスーパーヴィジョンを受けることができた。同じ職場内にスーパーヴァイザーがいることはいろいろ問題である部分があるが、私としては、患者さん理解に役に立ったし、患者さんのこころの動きを他のスタッフにも説明し、スタッフと協議できたことは、臨床心理士の立場を他のスタッフに理解してもらえると同時に、チームで患者さんの治療方針を常に確認でき、チームが統一した治療援助的態度がとれることを経験した。

臨床心理士にとって大切なのは、患者さんへの治療援助的方法である臨床心理面接、臨床心理査定に基づいた理解をチームスタッフに伝えることで、それによってチーム全体が統一した治療援助的態度で患者さんに接することができる。この部分が、病院臨床においては臨床心理士と他の職種の違うことであり、臨床心理士の独自性でもあると思う。

ところで先に述べたように、私にとってはスーパーヴィジョンを受ける機会があったことは強みであったが、そうした機会に恵まれない場合も多い。ちなみに私は、スーパーヴィジョンと並行して一人でできることは何かを考えた。まず自分が傾倒している精神分析学の本を読んだり、受け持っているケースに類似している文献（症例研究）を読み、そして、研究会があれば率先して参加していた。これらのことをやるだけでも、違ってくると思う。

本を読むにあたっては手当たり次第ではなく、私が参考にしたものは前田重治先生の『心理面接の技術』（慶応通信）であり、巻末の読書リストを中心に読んだ。そこには入門・歴史・フロイト理論・治療技法などについての本がリストアップされている。また面接技術については、『心理療法を学ぶ』（鑪幹八郎鑑訳・誠心書房）などを読んだりしていた。私が就職したころは臨床心理面接の入門書が少なかったが、最近では出版されているのでそれらを参考にできるだろう。また研究会では、ほかの人のケースを聞いて、自分だったらどう介入するか、どう言葉かけをするかを考え、それが発表者と違えば、なぜ違うのか、コメンテーターはどう考えるのか自問自答した。わからないときはそのつど積極的に質問したりした。

次に、「患者から学ぶ」という姿勢が大事であると思う。ケースでの患者さんとカウンセラーとのあいだに起こってくる人間関係の模様をつぶさに分析していくことが大切である。この二者関係で起こってくるさまざまな問題が、面接場面に描かれてくる。それをカウンセラーは理解し、患者さんのこころの癖を見いだし、治療援助的に扱うことが可能になる。それに加え生育歴上には、患者さんの葛藤状況や、人間関係の模様や、こころの癖などの問題が露呈される。これと面接場面でのこころの癖や葛藤が同じである場合が多く、患者さんの本質的な問題とみて差し支えないであろう。つまり、患者さんの本質的な問題は、生育歴・面接場面、入院中には病棟での人間関係、外来では仕事場や家族との人間関係に出てくること、これらの場面で共通した問題が本質的な問題と考えていいのではなかろうか。

もしスーパーヴァイザーに巡り会えなくても、研究会に出てケース発表し、ほかの専門家からコメントをもらうのも有意義であるし、本との出会いや患者さんとの出会いを大切にみていくだけでも、限界はあるが充分に精神力動を理解できるとは思う。とくに本がスーパーヴィジョンの役目をしてくれる時は多い。

自分が求めるスーパーヴァイザーに巡り会うのはなかなか難しいものである。その日まで、こうして自分一人でできることを考え、「ケースを理論で考えるとどうなるのか」「この理論から、いま持ったいるケースを見るとどういえるのか」など、理論とケースを結びつけて連想してみるのも大事ではなかろうか。

精神科 二

——川俣明美

私が大学の心理学科に学んだ頃は、現在のように臨床心理学は盛んではなく、臨床現場での実習もカリキュラムにはなかった。そのために、精神科病棟に初めて足を踏み入れたのは現在の精神病院に勤務してからであった。就職してから二年間は病院長から『心理職といっても、最初はさまざまなことを経験したほうがよいだろう』と、心理関係の仕事をしながらも同時に副院長のアシスタントとしての役割も与えられた。また、受付事務も手伝うようにとのことであった。いま思うと、この体験が後々たいへん役立った。たとえば一人の患者の初診から入院・治療経過、退院にいたる過程、外来通院とその治療の流れを、医師の診療を通して直接学ぶことができた。外来受付では、通院してくる患者と顔見知りになり、本音の部分や病状の変化に気づくことにもなった。また、入院患者との面会に訪れる家族と接し、その心配や苦労の一端にも触れた。さまざまな書類提出の仕事からは、医療保険や福祉制度について自然に知ることができた。三年目にして心理室勤務になったわけだが、この二年間に私は、ケースをいろいろな角度からとらえることを学んだといえよう。

臨床心理士としては、心理室の上司であり師でもある氏家先生から十七年にわたって御指導いただいた。師はかつて少年鑑別所の鑑別技官であった。師の心理療法のバックグランドはロジャーズのカウンセリング技法が主であったが、師の深い人生経験からからにじみ出る人間観や人生観からも大きな影響を受けた。師亡きいまも、この教えは私の人間理解の基となっている。普段は温厚な師であったが、患者の話を聴くということには大変に厳しく、『川俣さんは、人の話がちっとも聴けていない』という指摘をされ、常々「聴く」ということの意味と深さについて説かれた。また、言葉を気軽に使うと、その意味を問われ、人それぞれに言葉のもつ意味が違うのだと諭された。また、自分自身を見つめ、たった今の感じを師に語るということを長年しつづけた。こうした経験が、現在の私の臨床心理士としての根底を支えてくれていると思う。

心理検査についても、基本的な検査については師の鑑別技官だった頃の豊富な経験から指導を受けた。特にロールシャッハ・テストやソンディ・テストを中心に、より実際的でわかりやすい内容解釈を指導された。本人に会わずとも、まるで会ったことがあるかの如くその人物像について解き明かすのだった。検査者の姿勢として、テキストにある以上にこまやかなこころ配りについて指導を受けた。個人的には東京などで行なわれるロールシャッハ・テストの研修会などに何回か参加したが、師から教えられたことを自分のなかで確かめる良い機会となった。

師は自律訓練法を大切にし、私にも継続的に経験させる方法で指導してくださった。ケースによってはこの自律訓練法はかなり有効であり、治療場面で助けられている。また師は、事あるごとに『自分にできることを、できる程度に、こころを込めてやりつづけなさい』と語っていた。いまでも、先が見えなくなったり結果を急ぎたくなると、この言葉が私のなかに響いてくる。

面接技法に関しては、当院の精神科医、轟俊一先生にも学ぶところが大きい。コ・メディカル・スタッフの教育指導を重視され、先生にはとくに精神分裂症や境界型人格障害への対応について、ケース・スーパーヴィジョン（コンサルテーション）を通して、実際的なレスポンスや距離のとりかたなどを中心に御指導いただいた。また、神田橋條治先生の公開スーパーヴィジョンを受ける機会や、後に花クリニックで行なわれていた神田橋先生のケース・セミナーを受講する機会に私を繋いでくださった。

神田橋先生のケース・セミナーにおいて、それまで「傾聴面接」を叩き台にしてきた私は、先生の柔軟でありながら鋭く研ぎ澄まされたケース・アセスメントや精神療法に強く惹かれた。ただ聴くというのではなく、神田橋先生とケースを提出した人との対話を通して、まさにその場が患者との治療場面であるかのごとく行なわれるそのケース・セミナーは、《対話精神療法》の及ぼす可能性と意味を多いに学ぶ場であった。そして同時に、それを可能にするための治療者自身のこころのトレーニングとセンスを磨くことの重要性も学んだ。

精神病への理解という点では、担当ケースを通して多くの精神科医に教えを受けた。星野弘先生からは、精神分裂症への理解と患者との付き合いかたに対し、認識を新たにしていただいた。当院在職中、先生の講義を受け、また貴重な資料をたくさん頂いた。患者と自然で当たり前のかかわりかたをされるためか、不思議に、先生の診察を待つあいだ、通院者どうし同級生のように談笑している光景がいまもこころに残っている。こうしたありかたは、現在、地域支援に携わる私の基本姿勢の手本となっているように思う。

こうして改めて考えてみると、私の精神医療への知識、面接技法、心理検査の技術などは、その基本となる部分については、臨床の現場で接する医師や心理室の先輩・同僚から教えられたことが主で、臨床現場で具体的にたいへん役に立っていると思う。そうした点、私は就職したころから一人勤務でなく、経験豊かな先輩がいたり、現在もいっしょに仕事をしているＰＳＷをはじめ同僚を何人も持っていることが幸いだったと思う。毎日の面接の合間合間に同僚たちと、ケースについて、また自分のありかたについて検討をしていると、たいへん勉強になる。第三者的立場から見ると、不思議に、面接している自分よりも患者の状況を深くとらえていて、適切なアドバイスをしてくれることが多い。

そうしたアドバイスにいかに助けられているかと改めて思うと、臨床心理士は、たとえ一人勤務であっても、他機関の仲間や他職種の誰かと緊密な連携を取り、お互いがケースについてフランクに話し合える環境をつくっておく必要があると考える。臨床心理士はともすれば孤立化しがちであるといわれるが、やはり面接室のドアを開き、話し合い、意見を戦い会わせ、必要に応じて連携可能な同僚を職場に見つけていく努力をしなくてはいけないと思う。たとえどんなに力のある臨床家でも、人間一人ではどうしても独善的になり、偏った見かたしかできなくなると思う。

最後に、何年かまえになるが、心理臨床学会において、「患者から学ぶ」といったテーマでシンポジウムが行なわれたことがあった。実際に私も、どれほどケースから学ばせていただいたことだろうと思う。彼らは非常に敏感にまた正しく治療者側をとらえている。対応に苦心しながら生きた人間を相手にする仕事をしていることが、まさに臨床現場からの学びであり、深い知恵と経験をもたらしてくれる。そういった意味では、お世話になってきたのはむしろ私であるということを忘れず、真摯にケースには臨まなければならないと思う。

がん医療

―― 小池眞規子

私の心理士として最初の職場は、小児病院神経科であった。そこでは各種心理テストを実施し、評価し、医師に結果を伝えることがおもな業務であった。学生時代、健康な子どもを対象とした知能検査、発達検査はわずかに行なったことがあったが、神経疾患しかも難病の子どもと接しテストを行なうことは、初めて経験することばかりであった。

障害が非常に重い子どもが多かった。テストに関しては、数年の経験のある心理担当者がもう一人おり、テストの方法ばかりでなく、病院においてテストを実施していくうえでの医療行政的なことも含めて教えを受けた。テストの結果だけでなく、一人ひとりの子どもの病気、その発達、病気による親子・兄弟の関係など、その子どもを取り巻くさまざまな要因があること知った。また、外来初診患者のインテーク面接を担当し、養育者より出生前のこと、出生時の様子・出生後の発達などについて話を聴いた。

医師は非常に熱心に小児神経学・周産期医療などについて教えてくださった。もともと医学には関心が強かったので、研修医も加わった抄読会・カンファレンスでは病院で心理士として関わる際の多くの医学的知識を得た。学会における研究発表の方法についての指導も受けた。研究の方法・まとめかた・発表のしかたなど、臨床をどのように研究に結びつけていくか、研究をどのように臨床に役立てていくか、医療とは単に実践だけではないことを知った。

小児病院神経科での仕事は一年であったが、この一年はいま振り返ると、ちょうど研修期間であったように思われる。病院臨床の基礎・小児（神経）科の基礎・研究方法の基礎をとりあえず学び、次のステップに移った。

医療機関において仕事をする臨床心理士は、一人職種であることが多い。次の勤務場所であった大学病院小児科では、前任者はおらず、私が初めて採用された心理士であった。小児科のなかで神経疾患を専門とする医師がおもに指導的立場でかかわってくださったが、周産期・血液疾患・心身症・循環器・糖尿病・喘息などさまざまな疾患の子どもが対象となった。

各専門医から受けた指導ももちろん大きいが、最初の数年間は、病棟を担当する医学部卒業後一、二年目のいわゆる研修医たちとの関係がたいへん貴重であったと思う。年齢がほぼ同じ、お互いまだ駆け出しでわからないことだらけのなかで、ああかこうかと非公式なカンファレンスが頻繁に行なわれた。ときには看護職や栄養士も話に加わる。そして先輩医師の指導、指導者たちを交えてのカンファレンスによって治療方針が定められる。チーム医療の原点であったようにも思われる。

小児科が対象とする患者はいちおう十五歳までとなっており、思春期の子どもについては心療内科と接点をもつことがあった。心療内科のカンファレンスに出席するようになり、成人の精神疾患について勉強するチャンスとなった。心療内科にはカウンセラーがおり、心理面接技法の指導やスーパーヴィジョンを受けることができるようになった。一人職種の現場では、よほどこころがけていないと、なかなかスーパーヴィジョンを受ける機会がない。結果として独りよがりになってしまいがちである。医師の立場とはまた違った心理専門職によるスーパーヴィジョンを受けることは必要不可欠であると考える。

こうした後、いまから十数年まえより、がん医療、とくに終末期のがん患者・家族とかかわるようになった。当時は、日本でも終末期医療やホスピスに社会的関心が向きはじめ、緩和ケア病棟が少しずつ増えはじめたころである。がん医療における心理臨床、終末期における心理臨床ともに、手探りの状態からのスタートであり、がんという病気に関するあらゆる知識やがん看護については、緩和ケア病棟医長・婦長にわからないことが生じるとすぐ教えていただいた。臨床現場での問題に即応できる体制にあったのはありがたかった。またここでは、とくにチーム医療において学んだことが大きい。新しいがん専門病院での緩和ケアの実践において、さまざまな職種が同じスタートラインに立ち、それぞれの視点から意見を述べ合うカンファレンスが繰り返された。一人ひとりの患者とその家族への対応について真剣に、丁寧に考えていくことができた。

また「人の死」という大きな課題については、医療関係者ばかりでなくさまざまな職種からの意見、スーパーヴィジョンが参考になった。大学院の恩師によるスーパーヴィジョン、教育・産業・法務など異なった分野で働く心理士からの意見やアドバイスは、「人が生きるとはどのようなことか」「死とは何か」など、私自身の死生観をも問われる機会になった。

繰り返し述べているように、医療における心理臨床には医学的知識が広く求められる。そこでの医師との出会いは大きい。コーディネーターとしての役割を取ることの多い医師は、単に身体的ながんの症状ばかりでなく、心理社会的といわれる患者家族の問題についても目を向けていく。患者・家族を全体からとらえる姿勢を学び、視野を広げることを意識的にこころがける必要がある。

また医療現場では心理士が一人職種であることが多いので、臨床心理関係の研修会・講習会などには積極的に参加し、幅広い心理臨床をこころがける必要がある。手持ちの札は多いに越したことはない、という恩師の言葉は象徴的である。そして臨床心理士として、臨床・研究・教育の三本柱を念頭において活動していきたいと考えている。

エイズ医療

—— 矢永由里子

はじめに

チーム医療内でカウンセラーとしての動きをつくっていく際、また地域を視点に置いた活動を行なうとき、大学院時代の臨床実習の経験が私にとってたいへん参考になっている。

私はアメリカの二つの大学院でそれぞれにカウンセリングの臨床実習を受けた。最初の実習先は、ペンシルベニア州、フィラデルフィア市内にある総合病院、アインシュタイン・メデカルセンター附属の Death and Dying Center だった。ここでは八名のスタッフ（背景は多様で、心理学分野出身からソーシャルワーク、神学出身など）が、医療スタッフや地域の精神保健関係者からの依頼を受け、病棟のターミナル期の患者や家族、在宅ケアの末期癌などの患者と家族に対し、当直制を取りながら心理ケアに従事していた。四年後に受けた二度目の実習は、同州のピッツバーグ市郊外のカウンセリングセンターで、地域住民を対象とし、住民の経済状態に応じてカウンセリング料金を変動させるスケール制を用いて個人療法や夫婦・家族療法を行なっていた。

大学院の臨床実習先は担当教官とも相談するが、基本は自分の興味に沿って各自が探すことになっていた。学生は実習希望先の責任者のインタビューを受けて、そこで了解がおりれば、教官から正式な依頼状が送られ実習開始となった。病院や精神保健関連の機関、さまざまな支援センターは、学生を積極的に受け入れていれており、実習担当者だけではなく職場全体で学生を育てようという雰囲気が感じられた。学生によっては、実習機関が卒後の就職先になる者もいた。大学院のカリキュラムは臨床実習に重点が置かれており、私も病院実習の際は、前期は週二日、後期が週三日の終日勤務が義務づけられていたし、カウンセリングセンターでも週二日勤務した。

また、この実習は大学の臨床コースのゼミと直結しており、担当教官へ実習中の経緯を随時報告し、自分の担当ケースについては、ゼミで発表したりケースレポートに教官がコメントするというかたちのスーパーヴィションを受けていた。

以下にそれぞれの実習とゼミの内容を、私の現在の臨床に役立ったと思える部分を中心に報告する。

病院実習

一年間の実習中、前期のとくに前半は、各スタッフに順番に付いて病棟回診をともにしながら病院の勤務形態に慣れていった。スタッフと医療スタッフとのやりとりをじかに見ることで、私は病院内での医療スタッフとのコミュニケーションのとりかたを学んでいった。また、この病棟回診をとおし、患者担当の医師やナースと密に連絡をとること、患者を訪室するまえに患者の容態を把握するため必ずカルテに目を通すこと、もし内容が不明な場合は担当医師に連絡を入れること、など具体的な動きを教えられた。これはいまでも病棟を訪れる際にこころがけている対応である。実習が後期に入ると徐々にケースを任され、随時スーパーヴィジョンを受けながらカウンセリングの臨床経験を積んでいった。

また、週明けの報告会議や週一回のケースカンファレンス、癌病棟の看護カンファレンスへの出席が義務づけられていて、ケースを自分で受け持つようになると、カンファレンスで事例を報告し、スタッフからの質疑や今後のかかわりへの助言を受けた。

スーパーヴィジョンに関しては、私と同じ大学出身のカウンセラーがスーパーヴァイザーの役を担当してくれた。週一回のスーパヴィションでは、自分のカウンセリング時のテープ録音や逐語記録を通して、患者理解やカウンセラーの面接方法について検討を重ねていった。スーパーヴィジョンで興味深かった点は、年に二回、実習生とスーパーヴァイザーが臨床実習について同じ評価表を用いて実習生の評価をし、その評価を照らし合わせて実習を振り返る機会があったことだ。実習生にとっては自己評価の場であり、またスーパーヴァイザーから客観的な評価を受ける場でもあった。評価内容は細かく二十項目ほどに分かれていて、実習生の専門性・協調性・熱意・誠実さ・記述能力・コミュニケーション能力（対スタッフ・対患者）・時間厳守、などに採点が下された。そしてこの評価は大学の臨床コースのゼミの成績にも反映された。

一年間のスタッフやスーパーヴァイザーとの頻繁な交流をとおして私は、自分の価値観やものの見かた、対人関係の癖などについて振り返る機会をもつことができ、単なる臨床のハウ・ツーだけではなく、自分理解も深まったように思う。また、ターミナルケアで受け持ちの患者を初めて亡くしたときは、スタッフ全員が私のメンタルヘルスに留意を払ってくれ、喪失体験から起こる感情をきちんと受けとめてくれた。このような支援は学生が臨床を試みる際に安心感を与えてくれると考える。

しかし一方で、臨床心理の実習には、医師や看護婦の実習と異なって組織だったプログラムはなく、現場では、自分のやりたいことは規範以内であれば何でもやってよいという自由も与えられる反面、自発性や積極性をもって主体的に臨床に取り組む姿勢が求められた。学生によっては、なにかをしてもらうという依存心の高さから、現場のスタッフの対応に不満をもつ者や、スーパーヴァイザーとの関係が拗れて実習先を変更するケースもあったが、それら一つひとつの経験も、学生にとっては社会との貴重な接触であり、自分を知る機会ではなかったかと思う。

この実習をとおして私は、病院臨床のイメージ化（さまざまな職種の人々のなかでの自分の動き、他職種の人々とのコミュニケーションの取りかた、病院内でのカウンセラーのかかわりや仕事内容）ができ、病院臨床の内容をより具体的に理解できるようになったと思う。

カウンセリングセンター

次の実習先は、ピッツバーグ市郊外に位置するFamily and Children Service Centerで、ここでは五名のカウンセラーが一日五〜七ケースの夫婦面接や個人カウンセリングをこなしていた。私は他大学の実習生と部屋を共有しながら、夫婦問題や女性の自立に関連するテーマのカウンセリングを担当した。

ここでも週一回のカンファレンスがあり、センターの運営やスタッフが出席した会議や研修の報告と、スタッフによる困難な事例についての経過報告が行なわれていた。三名の実習生にはそれぞれにスーパーヴァイザーがつき、週一回のスーパーヴィジョンを受けた。

センターの活動以外にも、地域の精神保健関係者（保健所・さまざまな支援団体・ボランティアグループ）が一同に集い、情報交換やスピーカーを招いての相互学習を行なう月一回の会合にも参加することが推奨され、そこでいろいろな地域活動を知るきっかけになった。また、スタッフが参加する研修会（たとえば虐待をテーマとするワークショップ）へも学生が希望すれば参加の機会が与えられた。

私はこの実習をとおして、カウンセリングを地域活動と捉える視点を学んだように思う。センターにおける地域住民のニーズに応えようとするカウンセリング・サービスのありかたや、同地域の精神保健関係者との協力関係を重視する姿勢は、エイズ臨床をひとつの地域臨床として活動を展開する際に、おおいに参考にさせてもらっている。

大学の臨床ゼミ

臨床コースのゼミは一クラス十五名程度の学生で構成されており、担当教官に実習先のカウンセリングのケース報告を行なうようになっていた。学生は実習現場のスーパーヴィジョンと担当教官によるスーパーヴィジョンの両方をとおし、臨床を中心とした教育を徹底して受けることになる。ゼミの評価は、実習先のスーパーヴァイザーの評価とクラス内でのケース報告に対する評価の総合で下されたが、教官は最終的な評価を行なう際、学生の実習先のスーパーヴァイザーと連絡をとりあい、学生の実習内容の確認をしていた。このような大学と実習先との密な連携が、学生の臨床実習に一種の統合性を生み出していたように思う。

また、学生どうしがペアになって実習の経験やカウンセリングについての考えを語り合う「ピアカウンセリング」も授業でとりあげられ、それは、同じカウンセラーを志す仲間の考えや視点を知る機会となり、よい刺激にもなった。

まとめ

以上の実習を私は二十代から三十代前半の時期に体験したが、感受性が豊かで、吸収力のある若い時期に経験する臨床実習は、その後の社会での臨床の実際の基礎固めになると考える。私は看護学校で教える機会もあるが、実習を経験する前と後とでは、看護学生の教科に対する姿勢や患者ケアへの興味に格段の差が生じる。学生は実習をとおし、看護の仕事を具体的にイメージしやすくなり、卒業間近には自分なりの看護観を確立していく。このようなプロセスを、心理の臨床を行なうカウンセラーも学生時代に踏むことはたいへん重要だと考える。学生時に本の理論のみに埋没するのではなく、実習をとおして、理論と現実を繋げながら各自のカウンセリング観を育てていくことは、卒後カウンセラーとしての活動をスムーズに始動するうえで重要なことであろう。

現在、病院でただ一人のカウンセラーとして勤務し、患者や家族のカウンセリングや、地域の精神保健関係者との連携などを試行錯誤で行なっているが、大学の臨床実習で学んだものが心理臨床という航路に対し、羅針盤のようなはたらきをして、私の動きをいまでも支えてくれている気がする。もしこのような実習がなければ、私は現在の病院臨床でもっと多くの戸惑いや不安を経験したのではと想像する。

今後、日本のカウンセリング教育において、学生が自信をもってカウンセラーとして社会に参入できるよう、より徹底した臨床実習を望んでいる。またそれと同時に、刻一刻と変容する日本社会の社会状況とそれに伴うクライエントのニーズの変化を的確に把握し、より適切なカウンセリング援助が提供できるよう、カウンセラーの卒後の継続教育の場も求めたい。

第二章

求められる資質と教育

川瀬　正裕

はじめに

本書の第一部では、これまで病院臨床の各領域で活動している臨床心理士の現状と、それぞれの立場からみた臨床心理士の役割を、そして第二部の前章で、各自の受けた教育についてみてきた。そこで本章では、これらをふまえ、病院臨床において臨床心理士に求められる役割と資質を総括したうえで、その教育のありかたについて検討する。――それではまずはじめに、これから述べる論点の根拠を明らかにするために、私の医療現場での臨床心理士としての経験について触れておく。

現在の状況

私の臨床現場は総合病院の心理相談室である。その病院は静岡県の中核都市の中心部に位置し、四〇〇床ほどの中規模病院で、五十年以上前から地域の公的役割も担ってきている。精神科病棟はなく、精神科の診療は非常勤の医師が週に二、三回行なっている。

心理相談室には、常勤の臨床心理士が一名と、私も含めて非常勤の臨床心理士四名が、それぞれの曜日を担当して入れ替わり勤務している。結果的に常時二名の臨床心理士が心理相談を行なっている状況である。

患者の七割は児童から青年期で、不登校・摂食障害・情緒障害などのほか、発達障害や慢性疾患の児童の心理的ケアを行なっている。治療形態としては、外来のほか、小児科病棟を用いての入院治療も行なっている。年間の新規の患者数は約六〇から七〇ケースで、延べ患者数の三割から四割となっている。

児童・青年期の患者は小児科医からの依頼で行なわれるが、そのほかに内科など成人の患者に対しての相談も行なっている。その多くは、神経症から人格障害のレベルで、基本的に外来で治療できる状態の患者である。

立ち上げからの経緯

心理相談室は約十七年ほどまえに、当時の小児科医長の要請によって設置された。小児科を訪れる患者のなかにいる、心因性の身体疾患や心身症的な機序のみられるケースへの対応が求められたことからである。

その時点では、小児科の特殊外来といった位置づけで、脳外科の術後の評価としての知能テストや作業テスト、記憶テストなどの心理テスト以外はほとんどが小児科医からの依頼で行なわれていた。当時の勤務体制は、非常勤の臨床心理士が週に二、三回勤務し、相談室も言語療法と共有で一室のみであった。

私が非常勤として勤めはじめたのは、心理相談が開始されてから二年ほど経過してからである。そのころから外来の心理相談のほか、不登校ケースなどに対して小児科病棟への入院治療を行ない、一定の成果を確認するなどの試みも行なわれていった。この治療形態では、小児科医と臨床心理士、看護スタッフのチーム治療が中心となっており、広い意味での、それぞれの治療における存在の意味づけなどがお互いに確認できていった。

次第に完全予約制で運営される心理相談のケース数が増加し、非常勤の臨床心理士を増員の後、現在のように常勤のポストが設置された。また心理相談室の病院内での位置づけも、病院の心理相談室という全科的な位置づけになった。また、不登校ケースなどをとおして学校とかかわりをもってきたが、当院に心理相談室があることが徐々に地域に認識され、心理相談を目的に来院するケースも増加している。とくに私が発達障害を専門のひとつにしていたことから、健診で問題が指摘されたケースについて地域の保健婦らから紹介されたり、幼稚園・保育園・学校から受診を勧められて訪れるケースも多く、できるだけ地域とのかかわりにも留意している。

今後の課題

臨床心理学的視点や援助の技法について、医療現場でもその必要性が認識されてきているが、現実的には、転勤の多い医師に対してつねに心理相談室の存在をアピールしつづけていくことには、困難な側面がある。当院においては、立ち上げのころから一貫して心理相談室を支えてきてくれたのは、当初から必要性を提唱し利用してきた小児科医である。その小児科医は診療部長となった現在も、心理相談室の統括責任者としてかかわりを積極的にもってくれている。すなわち、現在でも人が支えているのであって、システムとして安定しているとは言い切れない部分もある。

その原因のひとつには、臨床心理学的援助の目的と方法論についてよく知られていないことと、病院経営としてみた場合に、保険制度のあり方などから、臨床心理士の給与がなかなか保証できにくいことがあげられる。臨床心理的援助は一日に診ることができる患者数は限られ、薬物も使用しないことなどから、経営的な効率が悪いものである。その効率の悪さを差し引いてもなお、臨床心理士がチームに加わることによるメリットが、医師や看護スタッフ、そして経営サイドから認識されなければならないのである。この問題については、総合病院の臨床心理士に限らず、従来から精神科で活動する臨床心理士の身分保障について論議されてきたことと、構造的にはあまり変わっていないといえよう。

そういった状況のなかで今後の課題としては、いかに医療のシステムのなかへ臨床心理士の役割を定着させていくかである。

臨床心理士の役割

臨床心理士の役割について考察するにあたり、まず共通理解として、臨床心理士の活動が医療現場においては新規参入組であるという認識を示しておきたい。もちろん私なりに心理臨床の意義は充分に感じているし、その活動の価値についての自負ももっている。しかし実践としての心理臨床は、活動できて初めて価値をもつものであることを忘れてはならない。つまり、イデオロギーで終わってしまっては、持っている価値も無意味になってしまうのである。

一般企業が新しい商品や技術をもって新規参入を行なう場合を考えてみると、そこには営業活動が必要不可欠である。求められる商品を開発したり、技術を向上させるといった開発部門と同時に、その価値を消費者や社会にアピールする営業活動の両面があるのである。大きい企業であると通常、営業と技術は分かれているが、一人ないし少人数で活動する医療現場の臨床心理士は、その両面を担わなければならない。

臨床心理士になろうとする人は、どちらかというと技術職的な性格特性をもっている傾向があるといえよう。しかし、現場に出たとたんに営業活動を要求されるのである。最も戸惑うのはこの点である。

工業技術においても、消費者からのニーズが技術を進歩させる側面と、技術が消費者の生活スタイルや社会を変えていく側面がある。臨床心理学についても同様のことが指摘できよう。つまり、技術が一人歩きして進歩していくのではないということである。そして、臨床心理学が患者の利益を大切に考えるからには、患者と出会える場である医療現場へ入っていかなければならないのである。もちろん将来的には、臨床心理士の存在が市民権を得て、営業活動にエネルギーを割かなくてもよくなることが望まれるが、その名称と存在がかなり浸透してきたとはいえ、まだその段階には至っていないという認識を私はもっている。

これらのことを前提として次に、本書の第一部から述べられてきた臨床心理士の医療現場での活動を総括する意味も含めて、臨床心理士の役割について検討する。

他職種のスタッフからの印象

臨床心理士の活動の重要性については、近年認められつつあるところである。その認識は医療現場においても同様で、医師や経営者らもこれからの医療を語るとき、私が臨床心理士であることへの気遣いもあるであろうが、そのことを差し引いても、その重要性については一様に言及することが多い。

しかし現場では、「面接室にこもっていて、何をしているのかわからない」という印象がもたれていることも事実である。その存在や活動の重要性が認識されつつある現状においてもそうなのだから、私も含めてこの本に参加した臨床心理士の方々が活動を始めたころはなおさらであったであろう。

そこで躍起になって結果を出そうとすることにもなるのだが、たとえ患者によい結果がもたらされたとしても、それはいわば「臨床心理マジック」のようで、相変わらずその活動はブラックボックスの中である。果ては「よくわからない人」「なんだか怖い」などといわれる始末である。

こういった状況で重要となるのは、「臨床心理士はいったい何者であるのか」「何をどのように扱っているのか」といったことを明らかにすることである。しかし、いざ何をしているのかを伝えようとすると、私たち自身が戸惑ってしまう側面がある。その答えは一言でいえることではないかもしれないが、これまで活動してきた蓄積をもとに考えてみることはできる。

臨床心理士の基本姿勢

まず、この本に参加された臨床心理士の方々の活動のなかに貫かれている姿勢をみてみよう。

そこに一貫してあるのは、「患者が目の前にいる」という事実に対して謙虚に、そして真摯に向かう態度である。「はじめに臨床心理学ありき」ではなく、患者がいるのである。そして、その患者に対して自分が何ができるのかを追求した結果が、彼らの臨床活動となっている。臨床心理学はそれなりの体系を形成し、その専門的知識や技能を収斂してきているが、これらの活動からは、患者と向き合ったときには臨床心理学のために活動するのではなく、患者のために利益になることを最優先することが重要である、という示唆が得られる。

臨床心理士の用いる技法は「話す」「遊ぶ」といったきわめて日常的な作業である。ほかの医学が行なうような特殊な技法は、テスト以外は少ない。そのために臨床心理士の活動の特殊性がわかりにくくなっているかもしれない。たとえば医師は、ほかの人にはできない作業をすることで、おのずからその独自性を確立している。それに比べて臨床心理士の専門技能は、見た目に明確な技能として示すことができる性質のものではない。

みずからの専門家としてのアイデンティティを論議する風潮が研修会などでもよく見られるのは、このような事情もあると考えられる。そして、独自性を確認するためにことさら、ほかとは違うことを意識してしまう傾向になりがちである。

しかし、他職種との違いを確認するために臨床活動があるのではなく、患者のためにあるという原点を見失ってしまっては、本末転倒といわざるを得ない。多職種がともに活動する医療現場では、ともすれば独自性にしがみつきたくなるが、基本姿勢として重要なことは、患者を大切にして、できることをすることである。

臨床心理士の使命

近年の医療は高度になるにつれて、合理的かつ効率的、専門的になってきていて、医師もそれぞれの専門に分化しているし、看護スタッフやケースワーカーなどの職務分担も進んでいる。そのなかで「全人的医療」の必要性も指摘されているが、はたして「全人的医療」とはどのようなものであろうか。

「全人的医療」という言葉が使われるとき大抵は、臓器別に対症療法が行なわれる医療ではなく総合的にみるべきであるといった視点や、患者のこころの問題も含めて対応するべきであるといったことが重要とされているようである。患者の人権などへの関心もそういった視点から高まり、インフォームド・コンセントの重要性の論議もその例としてあげられる。たしかに臨床心理学的視点も、患者のある部分を取り出して扱うのではなく、患者の全体像を大切にしたかかわりを重視している。しかし、ここでいう全体像とは、時間的な連続性をも含めた全体像をいう。つまり、患者の抱える歴史の流れで現在の事態をとらえていこうとする。断片の寄せ集めの結果としての全体像ではなく、「その人」がどのようなストーリーを生きてきて、いまここにあるのか、そしてどのようにつながっていくのかを示すのである。

臨床心理士は、通常の医療のなかでは、表面にあらわれない患者の背景の流れに目を向けることで、そのときの患者を理解し、必要と思われるかかわりをしていくのである。そして付け加えるなら、患者の患者としての姿は、その人のひとつの側面にすぎないことも忘れてはならない。

求められる資質

いままで述べたことをふまえて、医療現場で活動するための臨床心理士に求められる資質について検討してみよう。ただし、心理臨床そのものについての資質については他に譲り、「医療現場で活動する際の問題」に絞って考察する。また、できるだけ留意すべき具体的な点についても触れておく。

他職種と連携するための社会性と謙虚さ

表舞台に現れてこない裏舞台を含めて、こころをとらえる臨床心理学の専門性は、ある意味では、一般的な価値観やとらえかたに対してのアンチ・テーゼとして成立しているところがある。したがって臨床心理学の指摘する内容は、一般からはともすれば受け入れることに抵抗が生まれることがある。

その抵抗は、他職種のスタッフや患者からは、半信半疑の態度で示されたり、実証的でないという批判というかたちで示される。それらに対して心理職が「理解してもらえない」と被害的になったりしたあげく、臨床心理学の知見のみが真実であるかのごとく振りかざしてしまう様子を見ることがある。臨床心理士から発せられる医師や看護婦への批判にはこの種類のものが多い。ひとたびこの状態に陥ってしまうと、他職種と連携しながら活動していくのは不可能となってしまう。現実社会に対して建設的な批判精神は必要であるが、反抗のための反抗といった態度になってしまっては、その現実社会で生きていこうとする患者の存在をないがしろにすることにつながってしまうのではなかろうか。そこで求められる資質としては、医師や看護スタッフ、その他の病院スタッフとの人間関係を形成し、維持していく能力である。これはなにも臨床心理士に限ったことではなく、社会のなかで活動していくかぎり常に求められることである。

こういった点から、現実社会に臨床心理士自身が適応的で健全に機能している必要が指摘できる。そういった姿勢の具現として、社会のルールやマナーを身につけているかどうかも問われるところであろう。また、医療現場の他のスタッフとのかかわり以外にも、学校・行政機関など他機関との関係を形成していくためには、いわゆる社会性が求められるのである。具体的には、手紙を書いたり、電話をかけたり、コンサルテーションやネットワークつくりなどの機会に積極的に参加するといったことである。現実社会への反抗や閉じこもりの表現としての臨床活動は独善的なものとなる。

医療現場でこころがけることとしては、ケースについて医師や看護スタッフらとともに、カルテやちょっとした機会を利用して、お互いのしていること考えていることの情報交換をしたり、場合によってはきちんとコンサルテーションやカンファレンスの場を設けることが重要である。

言語能力

医療現場で連携していくためには、お互いにわかりあえる言葉を用いることは大前提である。そこで使用する言葉をどうするかであるが、相手に合わせて医学用語を用いたり、新たな用語を使う必要があるのではない。きわめて具体的な記述を用いることが重要である。

たとえば、「あの母親は共感性がない」といった表現ではなく、「子どもが心配そうに顔を見ているのに気がつかない」「重そうに荷物を持っているのに知らん顔だった」といった表現が望ましいと考えられる。

そういった言語表現の能力は、臨床心理士にとって中心的な技能のひとつといえよう。このことは、流暢に早口でたくさんしゃべることを指しているのではなく、言語表現への意欲と関心に裏づけられた向対人的態度と、丁寧で細やかな表現力が重要なのである。

カルテの記載やテストの所見なども、独特の表現ではない、一般的な言葉で書く習慣をつけたいものである。

高い専門性

他職種とチームを組みながら活動していく医療現場では、連携の重要性が指摘されているが、安易な「連携重視」論調には落とし穴がある。それは、お互いが相手に押しつけあって、もしくは依存しあって、主役である患者不在の状態になりかねないということである。

機能的な連携とは、他職種の専門家に対して理解と敬意をもちながら、みずからの専門性をきちんと発揮できる状態が保たれていてはじめて実現するものである。つまり臨床心理士も、その専門的知識と技能について高めていく努力をしていく必要があるのである。そして、「臨床心理士は役に立つ」という評価を得ることが第一歩である。口先だけで格好いいことをいっても、受け入れられることはないであろう。また、謙虚さも重要であるが、必要なアピールはするべきである。

そうなると、そのためのたゆまぬ努力を現場へ出てからも積極的に継続していく、意欲と体力が求められる。最近は臨床心理士会や各学会での研修会も多く行なわれるので、事例発表などを中心に主体的な研修態度が必要となろう。自分の臨床心理士としての課題を認識し、きちんと向き合いながら活動していくことが求められる。

柔軟な創意工夫

これまで述べてきたように、医療現場にはさまざまなニーズがある。それらは臨床心理学の理念や技法から見ると、一見そぐわないものであるかもしれない。しかしよく考えてみると、本質を失わずに対応できることは少なくない。柔軟に対応を考えていくことによって、専門性の幅が広がり、かえって本質を理解するチャンスとなるのである。それらを実現するためには、かたちにとらわれずにいろいろな発想ができる、柔軟さと創意工夫の努力が必要となる。臨床心理学にもそれぞれ異なった、拠って立つオリエンテーションがあるが、患者を選ぶことができない臨床現場では、それぞれのオリエンテーションを生かすための工夫が求められるのである。そしてそれらを拒否するのではなく、みずからに科せられた課題としてとらえて取り組んでいくなかで、より専門性は高まっていくと考えられる。堅い、対人回避的な態度では、みずからの専門的技能も向上していくことはなかろう。

孤独に耐える能力

医療現場では、臨床心理士の数は限られている。多くても数人で、ほとんどの現場では一人で勤務しているのが現状である。そういった現状のなかで、精神的健康を保ち、医師や看護スタッフをはじめ、他の職員と協調的に活動していくためには、（先述の「社会性」とは相反するように思われるかもしれないが）ひとりで活動する能力が求められる。

臨床心理士の活動は、クライエントの脆弱な側面に共感する必要があるが、そのため同時に、みずからのそういった側面に直面することが少なくない。そのことで不安定になった臨床心理士自身のケアを、ほかのスタッフに求めたり、理解してもらえないことを不満に思って攻撃的になったりしていては、とうてい組織のなかで臨床活動を行なうことはできない。

もちろん、孤独をことさら求める必要はなく、日常においては他のスタッフとの交流をはかり、ひとりの人間として理解してもらえるようにかかわりをつくっていくことは重要である。また、その現場には臨床心理士は一人でも、ほかの職場には仲間もいるし、プライベートの人間関係で補えるところも多いはずである。クライエントの大変さを受けとめながら、そしてみずからの問題に直面しながら、それを抱えていきつつ社会性を失わずに活動していく力、それらをすべて含めて臨床心理士の専門性と考えるべきであろう。

教育のありかた

臨床心理士の資格認定が進んできた今日では、多くの大学・大学院で臨床心理学のトレーニングを受けることができるようになった。そこでは、臨床心理学の理念を大切にし、その理念に沿った教育を行なっている。

現在のように臨床心理学が心理学の分野において中心的位置を占めなかったころは、大学などの教育機関では、発達心理学や教育心理学・学習心理学・生理心理学といった基礎心理学を学び、臨床のトレーニングは研修生として病院や相談機関といった、教育機関ではない現場でしか受けられなかったのである。いいかえれば、臨床のトレーニングは、いきなり現場で行なわれていたのである。

そのために、臨床心理士の質は現在以上に玉石混淆で、優れた上級者がいる現場で学んだ者とそうでない者の格差が非常に大きかった。そして、優れた上級者を求めて情報を集めたり、人脈を頼って右往左往していたのである。それに比べれば、現在のように大学・大学院に籍をおけば一定以上の臨床心理学の知識と技能の基礎を学ぶことができるという状況は、臨床心理学の発展にとってはきわめて大きな変革ということができる。

教育についての今後の課題

現場の感覚

前述のように、基礎・原則がきちんと教育されることは、臨床心理学の専門家養成にとっては望ましい変革であることに間違いはないが、それには一方で、現場的な感覚との遊離が起こってしまう危険性をはらんでいることに留意しなければならない。これまで見てきたように、現場で求められる資質は、臨床心理学の学問体系とは別の側面を多くはらんでいる。現在の臨床教育では、学習者の視点から見直すと、学んだことと現場で要求されることとの間を埋める作業が、いきなり突きつけられるような側面がある点は指摘しておきたい。

現在の教育システムにおいても、臨床現場での実習やスーパーヴィジョンは重視されている。しかしその現場実習は、それぞれの現場の臨床心理士に任されていることが多い。教育と現場の遊離を埋めるためには、教育機関の指導者と現場の指導者のネットワークを強化し、そこで求められることについて整理したうえで、カリキュラムのなかに組み込む必要がある。現場至上主義に陥る危険性にも注意する必要があるが、両者の協議は必要不可欠といえよう。

基礎心理学の学習

臨床心理学はいうまでもなく、さまざまな領域の心理学の知見を総合して体系化されてきた心理学の一応用分野である。応用の分野としては、精神医学など他の学問体系との接点はあるが、あくまでもその基盤は心理学にある。

臨床心理学が現在のように盛んになって、心理学といえば臨床心理学といわんばかりの情勢であるが、基礎的な心理学の学習を忘れてはならない。とくに発達心理学・教育心理学・学習心理学・生理心理学・人格心理学などのほか、研究法としての実験計画法や評価・統計学などは、実際の臨床実践においてもきわめて重要な基礎を担うものである。

たとえば臨床心理学ではピアジェについてはほとんど論議されないが、彼の発達理論はきわめて重要な示唆をもっている。ただ、教科書に載っているピアジェの理論をその言葉の上だけで理解していても、その意義は見いだせない。それらの理論が指摘する発達の本質を理解することが重要なのである。

基礎心理学の学習は、心理学的なもののとらえかたを修得することにかかわっており、それらを統合していくことで、患者を診る枠組の土台ができあがっていくのである。最近の風潮として、臨床心理学から学びはじめる傾向がみられる点は、そうした意味できわめて危険なものと考えられる。

社会の制度や常識

臨床心理士も、一社会人としての生活者である。それをいつも心していることは、社会で生きていく患者を理解するうえで必要不可欠な要素である。生活者であるということは、その社会に対して、その文化や出来事・経済などへの関心や、常識的な価値観の理解が基盤として求められる。臨床技能の研鑽に熱心なあまり、社会と隔絶した仙人のような生活感しかもてないようでは、患者に近づくことは困難となる。

資質について述べる折に触れた「社会性」にもかかわることであるが、臨床心理士の教育のなかでは、こうした一般的な社会性の学習も肝要である。これらには、大学などの教育機関で行なうべきものと、実際の本人の社会生活の体験を拡げていく個々人の努力によって達成されるものとがあると考えられる。とにかくその必要性については、教育する側からも指摘することはできるし、その方向づけについては意識しておく必要があろう。

おわりに

先に医療現場で活動する臨床心理士の資質について述べたが、本書に参加している臨床心理士の方々の受けた教育をみてみると、教育の意義について示唆深いものがある。

おのおのがそれぞれの経緯で受けた教育が、今日の活動を支えていることは当然であるが、ここで指摘しておきたいのは、その教育が単に臨床心理学的「技法」を支えているだけではない、という点である。

それぞれの受けてきた教育と現在の活動を照らしてみると、教育というものが各自の臨床「姿勢」に強くつながっていることを痛感する。またそれらは、一人ひとりの臨床心理士としての自信と自負を形成してさえいる。とくにそこで培われた積極性は、これまでみてきたような医療現場での、自立的で創造的な活動ぶりに深く関わっているように思われる。けっして受け身にではなく、みずからのテーマを意識しつつ能動的に学ぼうとする経験をとおして初めて、教育はこのような意義をもつようになるのであろう。

今後の臨床教育においても、こうした点について配慮されたシステムや工夫が望まれるとともに、まずもって学ぶ側の意識に期待したい。

最後に、私は現在の医療文化のありかたを全面的に肯定しているのではないことを書き添えておきたい。ただ、新たに加わっていく私たちは、まずその文化に入っていく努力が重要であると考えているのである。そして将来、臨床心理士が医療に加わることで、従来の医療文化が変わっていくのであれば、それこそが臨床心理士の役割ではなかろうか。

参考文献

金子吉展（一九九五年）『医療心理学入門』誠信書房
栗原和彦（一九九八年）「心理臨床家の社会性の問題」『心理臨床 11-2』星和書店
霜山徳爾（一九九九年）「心理療法のできることできないこと」『心理療法の意味』（鍋田恭孝・福島哲夫編）日本評論社
成田善弘（一九九九年）「コンサルテーション・リエゾン」『臨床心理学3 コミュニティ心理学とコンサルテーション』（氏原寛・成田善弘編）培風館
町田いづみ（二〇〇〇年）『臨床心理士仕事マニュアル』川島書店
山中康裕・馬場禮子（一九九八年）『病院の心理臨床』金子書房

提言

医学・医療の全体性を回復するために

——臨床心理士に望む

成田　善弘

医学・医療の現状と、臨床心理学への期待

医学・医療の進歩、発展に伴って、医療のなかでの仕事は次第に増大し、分化し、医師と看護婦ばかりでなく、さまざまな職種が登場してきた。病院のなかでは薬剤師や臨床検査技師や放射線技師や栄養士やソーシャル・ワーカーやその他さまざまな人たちが働いている。これらの人たちは分業し、連携し、協力して、医療活動を行なっている。そして「医療文化」とでも呼ぶべきものを形成している。

そのなかへ比較的最近になって、臨床心理士という新しい職種が登場してきたわけである。そこには、新しい職種の登場を必要とするような状況があった。

医学は身体という目に見えるものを対象とし、その障害や欠損といったマイナスの変化をとり扱う。そして物理的・生化学的・生物学的諸検査によって障害や欠損の程度や範囲や性質を見定め、可能ならその原因を特定する。そして、手術や放射線療法や薬物療法といった物理化学的あるいは生物学的方法によって、原因を除去し、障害を改善しようとする。またときには、障害を被ったあるいは欠損した身体機能や部分を代替物に置き換えることで、生命を救おうとする。

そこでは一人の人間ではなく、一個の身体あるいはその一部分が問題になる。つまり医学においては、人間は客体化され無名化され、人格や歴史や意味は顧みられない。人は一個の身体とみなされ、しかも身体は幾つかの部分の集合体として、いわばひとつの機械のようにみなされる。そしてそれぞれの部分の機能や構造を検査するさまざまな方法・機器が開発され、病気とは、それら諸検査の異常値のマトリックスと考えられている。

これを機械論的人間観という。近代医学はこの機械論的人間観により進歩してきた。われわれはこの恩恵を多

大に蒙っている。たとえば、最近急速に進歩・普及し、多数の患者の生命を救い、またその生活の質を改善しているものに、腎不全患者に対する人工透析療法や腎移植がある。これは文字通り、障害を起こした部分（腎臓）のはたらきを人工的装置によって、あるいは他者の臓器によって置換することで、患者の生命を救うもので、機械論的人間観がもたらした大きな成果である。

しかし近年になって、近代医学の限界や問題点が顕わになってきている。診療科が細分され臓器別診療が行なわれるようになって、人間の身体の部分、臓器は治療されるが、その病いをもつ一人の人間としての患者の苦悩に耳を傾ける人はいなくなった。目に見える検査所見や数値が優先し、患者の主観的体験は顧みられなくなった。また感染症などの急性疾患が減少し、高血圧・糖尿病・腎臓病などの生活習慣病や慢性疾患が増加した。かつては病気になれば治るか死ぬかのどちらかであったが、現代では、多くの患者は病気をもちつつ長く生きることになる。

そこに心理社会的問題がでてくる。現代社会ではさまざまなストレス要因が増加している。人口の過密、厳しい労働条件（たとえば生活リズムを混乱させる夜間労働や交代勤務など）、環境汚染、コンピューターの出現によるテクノ・ストレスなど、現代社会はストレスに満ちている。さらに、医学の進歩自体が、いままでになかった問題を出現させてもいる。たとえばインフォームド - コンセントや癌の告知をめぐる問題、脳死や臓器移植をめぐる倫理的問題、ドナーとレシピエントとの人間関係をめぐる問題、体外受精や代理母あるいは遺伝子操作をめぐる倫理的問題などである。また、エイズや虐待など新しく出現した（あるいは注目されるようになった）問題もある。

こういった現代の医学・医療の問題が、人間の身体だけでなくこころや人格にあらためて目を向けることをわれわれに要請していて、それに応えるものとして臨床心理学そして臨床心理士が期待されているのだと思う。もちろん、こころや人格に目をむけようという動きは、医学の内部からもある。精神医学や心身医学はそういう役割を担っている。しかし従来の医療文化の外から入ってくる臨床心理士には、また独自の働きができるであろう。

臨床心理学が扱うのは、こころという目に見えぬものであり、部分の障害や欠損ではなく一人の人間の苦悩である。人間は客体化され無名化されるのではなく、一人の主体として、独自の存在としてとらえられる。医学がその進歩・発展の過程で切り捨ててきた人格や歴史や意味や関係性を回復し、それらを一般論でなく「ほかならぬその人」において理解しようとする。そしてその人に、一人の主体としての「内側からの変化」を期待する。

こういう臨床心理学のもつ人間観と方法論を、医学・医療のなかに浸透させ、医学・医療を深いところから組み変えてゆくこと、それによって医学を真の意味での総合医学・全体医学たらしめることが、臨床心理学には期待されている。医学・医療の現状がそういう変革を必要としているのだと思う。

実践上の問題点

臨床心理士には、上述したような大きな期待に臨床現場で具体的に応えてゆくことが求められる。これは観念的に理想を唱えているだけでできることではない。日々の実践の積み重ねによってしかできない。そして実践となると、そこには実にさまざまな現実の問題がある。

医療の実態を知る

病院で働く臨床心理士に第一に求めたいことは、その病院について、さらには医療文化について、理解を深めてほしいということである。どのような現場であれ、そこで有効な働きをするためには、そこで何がどのように行なわれているか、どういう人たちがどういう考えをもって働いているかを理解しなければなるまい。もちろんそこには問題もあるであろう。批判すべきこともあるであろう。しかし、そうなるにはそうなってきたいきさつがあり、それなりの意味もある。まずそこを知ってほしい。

医療の実際を知るひとつの具体的方法は、予診（インテーク面接といってもよい）をとることである。病院には実にさまざまな患者が来る。予診をとることで、人間の痛みや苦しみのさまざまな様相を知り、疾病概念を具体的に理解することができる。とくに精神科領域においては、狭義の医学的情報ばかりでなく心理社会的情報も診断と治療のために必要なので、そういう眼をもった臨床心理士に予診をとってもらえるとありがたい。研修途上にある臨床心理士はぜひ予診をとり、その患者について初診医の診察に陪席することをお勧めする。予診をとるなかで、自分のうちに形成されてきた診断や精神力動についての仮説を検証し、医師の治療方針を知るためにも、また医師とのよい協力関係をつくるためにも必要だと思う。

もうひとつの方法は、夜の病院を経験してみるということである。夜の病院は昼の病院とは別の顔をもっている。夜間救急には実にさまざまな人たちがやってくる。精神医学的問題をもった人も少なくない。入院患者の状態が急変すれば当直医や看護婦が走り回り、主治医が呼び出されて駆けつける。患者が急に居なくなったり、自殺企図や自傷や性的行動化が生じたりする。夜間勤務の看護婦がいかに多忙かがわかる。昼間面接室で面接しているだけでは決して見えてこない現実がそこにはある。医師にも看護婦にも検査技師にも薬剤師にも事務職にも当直があるが、臨床心理士には制度上それがないところが多い。だから臨床心理士は、ときには夜の病院に居残って、患者の実態や他のスタッフの働きぶりを見るのがよいであろう。そこから自分のなしうることが見えてくると思う。

もうひとつ、医師として長年働いてきた私が、最近臨床心理学の大学院で教えるようになって一番感じるのは、「臨床家としての責任」ということをどうやって大学院生に伝えるかということである。大学の相談室で週一回面接しているだけでは、面接外で起こることについて、いくらそれを面接と結びつけて考えよと言ったところで、やはり、それについて責任を感じるという度合が深まらない。患者の全生活に心を配り、ある意味で責任を負うという姿勢を身につけるには、やはり入院患者を担当することが必要だと思う。

周囲の理解を得る――「営業活動」

私は総合病院の精神科で十数年働くあいだに、コンサルテーション・リエゾン活動にも携わったが、他科に入ってゆくためにはまず、自分に何ができるかを他科のスタッフにわかってもらう努力が必要であった。それは本書の第二部第二章で川瀬氏が「営業活動」といっていることにあたるであろう。私の場合はさいわい他科の医師からその科の患者について精神科診療を以来されることが多かったので、入院患者の場合にはできるだけ早くその病棟へ赴いて診察することにした。病棟に行けばおのずとその科の医師や看護婦との接触が増え、別の患者について相談を受けることもあって、そこからコンサルテーション・リエゾン活動が広がっていった。精神科医のなかには、リエゾン活動をするにあたって「御用聞き方式」といって各病棟を回り依頼を聞くことから始めた人たちもある。精神科のお城にこもってそこへ患者が来るのを待っているだけでは、周囲の理解と評価を得ることは難しい。臨床心理士の場合は、精神科医以上に「営業活動」が必要だろう。

他職種にわかる言葉を――日常語と専門用語

依頼があったらできるだけ早く対応し、こちらの理解したことを他科のスタッフにわかる言葉で伝えなければならない。自分たちの仲間内だけで通用するような専門用語は極力避ける。こうすることは私にとって、自分の認識や理解を明確にするために大いに役に立った。ときどき、つい使ってしまった専門用語について、他科のスタッフから問い返されたり説明を求められたりしてハッとすることがあった。それを日常の言葉で説明しようとするとなかなか難しくて、自分がその用語を正確に理解していないことに気づかされることもあった。日常語で説明するように心がけることで、私の理解が正確なものになったと思う。

ただし私は専門用語をすべて排除するのがよいと言うつもりはない。その専門用語を使用することではじめて見えてくる現実というものもある。われわれが専門家であるということは、そういう現実を見る能力をもつ（はずだ）からである。専門用語が身につくということは専門的概念が身につくということであり、その概念が事態を正確に把握する道具になるということである。これを社会学者の内田義彦は「概念装置」と呼ぶ。星を見ようとする人が高いところに登り、目を細め、やがて望遠鏡を発明する。望遠鏡は星を見ようとする人の身体機能（この場合は眼）の延長上にできあがった装置である。人文科学の領域には望遠鏡のような物理的装置はないが、「概念」がそういう装置の役割を果たす。

心理学的概念たとえば「転移」という概念は、その創始者が自分の経験をより明確に把握するためにつくってきたものであり、われわれはその概念が身につくと、患者との関係という現実をより正確に見ることができるようになる。そういう諸概念は、その創始者にとっては自身の直接経験のなかから次第にできあがってきたものであろうが、われわれ創始者でない者にとっては、その概念が経験に先立っていわば先入観として入ってくる。転移という事態を「直接経験」する以前に、転移とはこういうものであるという「知識」として頭から入ってくる。それは「概念」ではあるかもしれないが、このままではまだ「概念装置」にはなっていない。そういうものを振り回していてはいけない、ということである。

自分の経験と概念を往来して、その概念を経験と結びつけることができ、さらにその概念を用いることで事態がより正確に把握できるようにならなければならない。本書の第一部第二章で黒川氏が「自分の身体をくぐり抜けてきた言葉」を用いなければならないと述べているのはこういうことであろう。必ずしも専門用語をすべて排除せよというわけではあるまい。

他職種との協力・連携 —— 被害者意識からの脱却

次には、他のスタッフとの協力・連携をどう築いてゆくかが課題となる。

精神科医もそうだが、臨床心理士を志す人たちのなかには、外的現実に適応することに何らかの困難を感じ、そこでの傷つきを内的世界に引きこもることによって癒したいと感じている人がいる。あるいは、人との親密なやさしい接触を希求しつつも、それが現実の世界で得られないことに失望し、患者とのあいだでそういう接触を実現したいと願っている人もいる。そういう人たちは、患者との親密な二者関係をつくり、内的世界を共有し、そのなかに耽ろうとする。患者となっている人たちも多くは、現実で傷ついて内界に退いている人、やさしい接触を希求しつつもそれを現実のなかで得ることができないでいる人である。そこで治療者と患者は共鳴し、閉鎖的な二者関係をつくり、その内側から世界を見ることになる。そうなると世界は冷たく恐ろしいところに見える。心理療法を志す人と患者とのあいだには、こういうことがとりわけ生じがちである。

治療者は、自分は患者の理解者であり患者のために働いていると思っているのだが、しかしそういう関係を外から見ると、治療者と患者が外の世界から引きこもって二人だけの世界をつくっていて、二人が何をしているかが第三者にはわかりにくいような関係になっている。こういうとき治療者は、内心ひそかに「自分だけが患者の味方であり、患者のために外の冷たい世界と闘っている」と感じる。そうなると患者だけでなく治療者も、その属している組織やコミュニティから疎外されることになってしまう。つまり世界が、患者と治療者が恐れていたとおりの冷たい恐ろしい世界へと、現実になってしまうのである。

この本のもとになったシンポジウムの討論で、ある方が『わたしたちは誰のために働いているのか』と発言された。それは「他のスタッフとの協力・連携ということが、周囲にただ妥協したり迎合したりすることになって、患者が置き去りにされるようなことがあってはいけない」という気持から発言されたようであった。たしかに大切な問いかけで、一瞬、会場が粛然となった。臨床心理士はときには患者の代弁者となり、病院管理者や医師に直言しなければならないこともあるであろう。「患者のために」ということはまず第一に大切なことである。しかし臨床心理士は、ただ理想のためにだけ発言してはいけない。発言が目の前の患者にとって現実に益することにつながらなければならない。「患者のために」と言うとき、われわれはそこに、自分たちの孤独や被害者意識や救済者願望を重ね合わせていないかどうかを吟味しなければならない。

本書の第二部第二章で川瀬氏が指摘しているように、この本の執筆者たちは「目の前に患者がいる」というところから出発し、そこから外界の現実に向かって具体的にはたらきかけている。患者と二人の世界に引きこもって世の冷たさを嘆いていたわけではない。ここのところが肝要である。私自身しばしば、精神科患者に共鳴して、病院や社会の無理解を嘆いたり責めたりしたい気持になった。そこには、「精神科が病院のなかで（私が期待するほどには）評価されていない」という不満やわだかまりが重なっていた。ひょっとしたら、私自身が青年期以来感じている「自分が世界にぴったり適合していない」「世界に容れられていない」という思いが重なっていたかもしれない。そのとき私ひとりであればおそらく引きこもってしまったであろう。さいわい若い同僚や看護スタッフに励まされたり支えられたりして、少しずつ外に向かって働きかけることができるようになった。

外に向かって働きかけるには、現実を理解し、現実と折り合いをつけ、できるところから始めなければならない。そのためには、ときには他科のスタッフや病院管理者の立場にたって考えてみることも必要である。いたずらに周囲の無理解を嘆き、被害者意識をもちつづけているだけでは、事態は進展しないのである。

ところが、こういうことばかりしていると今度は、内的世界への感受性が失われてしまうこともある。心理臨床家の仕事では、周囲の外界との現実的な交渉・説明・説得といったことと、内的世界への（そしてその傷つきへの）共感とを、一日のうちに何度も切り替えながら行なうことが必要になる。一方で現実に対処しつつ、他方では内的世界への繊細な感受性を失ってはならないのである。

仕事の多面性と専門性

医療現場で働く臨床心理士の仕事は多面的である。本書を読んでいただくと、執筆者たちが実にさまざまな仕事をしていることがよくおわかりいただけると思う。面接室に閉じこもっていては到底できないことである。目の前にある仕事、あるいは先方からもちこまれる仕事に、『それは専門外です』とか『わたしのしごとではありません』とかと断るのではなく、積極的に引き受けなければならないが、それには幅広い知識と技術が必要である。従来、臨床心理学の大学院における教育は、いくつかの理論とそこから導かれる心理療法（主として個人心理療法）の教育に偏っていたのではないかと私は思う。だからそれ以外のこととなると、本質的でない仕事とか雑用に思えてしまってやる気が起きないか、不本意と思いつつ仕方なくやることになってしまう。

臨床心理士は一方でその専門性を問われ、他方では幅の広いさまざまな仕事をすることを要請される。「臨床心理士の専門性とは何か」をつきつめて考えると、なかなか答えにくい。本書の第二部第一章で黒川氏が、ともに働いているある精神科医から『精神科医の僕にできなくて心理のあなたにできることは?』と聞かれて悩んだと述べているが、たしかにそう問われると明確な応えがしにくいだろうと私も思う。この答えは、それぞれの現場で臨床心理士ひとりひとりが見いだしてゆかねばならないのだろう。抽象的・観念的に考えるより、それぞれの職場でともに働く医師や看護婦やソーシャルワーカーやその他の職種とのあいだで、おのずと答えが生まれてくるものだと思う。

おそらく臨床心理士の専門性は、その仕事の領域や扱う対象にあるのではなく、その方法論に、そして、その方法論の背後にある「人間に対する姿勢」にあるのだと思う。人間をひとりの人格として尊重し、内面に関心を払い、その人の歴史性、病むことの意味、そしてその人をめぐる諸関係を探究すること、そして、そこにある「物語」を見いだすこと、かかわりのなかで新たな物語を創造することにあるのだと思う。

あとがき

チーム医療を考えるとき、必ず編者の脳裏に浮かぶ言葉があります。

ＨＩＶ感染者であり、実名を公表して長年エイズの予防・啓発に取り組んでいる大石敏寛さんが私たちチーム医療に携わる専門家に宛てたメッセージです。彼はこのメッセージを「五つのお願い」と呼んでいます。


一つ、自分の仕事を理解して欲しい――どのような影響を患者に与えているのかを理解して欲しい。

二つ、相手の仕事を理解して欲しい――互いの連携のために。

三つ、自分の仕事に傲慢にならないで欲しい――自分の仕事が一番有益だと思わないで欲しい。

四つ、自分の仕事に誇りを持って欲しい。

五つ、是非患者と一緒に希望を持って欲しい。

このメッセージはまさにチーム医療のあり方を患者の立場から言い得ているものでしょう。

***　　***　　***

本書の内容は、さまざまな医療現場の臨床心理士の実践報告ですが、チーム医療へ取り組む姿勢に一貫したものを読みとることができるように思います。それは、チーム内で「いま・ここで」自分ができる仕事を積極的に求めていく姿です。これはとりもなおさず、多職種が入り交じる環境で自分に可能な仕事を求め、理解していくプロセスであり、また、それと表裏一体の作業として、周囲のそれぞれの職種の仕事を理解しながら、スタッフと繋がっていくことを模索する行為でもあるといえます。

チーム医療は、きれいごとでは済まされません。チームを構成する医療スタッフの価値観や職場環境によっては、チーム医療への参画も、臨床心理士にとって傷つき体験になる可能性も秘めています。ただ、今後「患者中心の医療」の方向性が加速度化されるなかで、チーム医療のありかたはますます重要性を増すと考えられます。医療現場のスタッフから、地域の他職種の人々から、ひいては社会から、われわれ臨床心理士に対して「あなたは何ができるのか？」という問いかけられる機会も増えるでしょう。

本書に掲載した他職種の方々からわれわれに宛てられたメッセージはたいへん興味深いものです。自分の仕事の専門性に「傲慢にならず、しかし誇りはもちつつ」という態度をどのようにもてばよいのか、具体的な示唆に富むメッセージになっています。

時空を超えて眺めてみると、私たちと近代医学の繋がりの歴史は、思いのほか浅いものです。医学が祭りや宗教から分化し、私たちの生活に近代医学としての独自性を築きはじめたのは約一世紀半前のことです。また同様に、心理学の誕生も西欧社会において十九世紀後半になってからですし、まして日本において臨床心理学という学問が登場したのは戦後のことです。つまり現在の医学や心理学は、この近代という短い歴史のなかで確立された学問なのです。そして、この学問のありかたは歴史とともに、今後も変化する可能性を内包しています。臨床心理学を専攻する者は、このような時代のうねりをきちんと見据え、いままで先達が築いたものは大切にしつつ、同時に、患者のニーズの変容にこちらも応えていく、そして時に変化が求められるなら、自分の型を壊す勇気をもつことが大切であるように思います。私自身も、臨床心理士の仲間とともに、常に心理臨床のより良いありかたを求めつつ、新たな地平を切り開いてゆきたいと願っています。

ところで本書はおもに医療の六分野について触れていますが、これ以外に、心療内科や、リハビリテーション医学、産科など、多くの医療分野で臨床心理士が活躍しています。今回の企画には紙幅の都合上入れ込むことができなかったことをお詫びします。

***　　***　　***

この本は多くの方々の御厚意と御協力によって完成しました。

成田善弘先生には、全体の構成への御助言、編者の仕事についての御示唆、われわれの原稿を踏まえての貴重なコメント、そして新曜社の津田さんへの御仲介、とたいへんお世話になりました。先生の御尽力なしには本書が生まれ得なかったと思います。成田先生に深い感謝の念を捧げたいと思います。

また限寛二先生には、たいへんお忙しいなか、すべての原稿に目を通してくださり、身体疾患における心理臨床のありかたについて多くの示唆に富んだコメントをお寄せいただいたことに厚くお礼申し上げます。

こうした本づくりは、編者にとって初めての経験でした。不慣れなため、執筆者の方々にはいろいろ御迷惑をおかけ致しましたが、それぞれに、こちらの意図を充分くみ取ってくださり、素晴らしい原稿に仕上げていただきました。執筆者の方々の御協力にこころから感謝しています。

また私のチーム医療の原稿は、患者さんや御家族との心理臨床を通して教えてもらった貴重な経験や、チームのスタッフの方々との協働作業なしには出来なかったものです。いまは亡き患者さんたちを含め、現場で私を育ててくれている多くの方々に深謝します。

エイズ予防財団前専務理事、故山形操六先生からは「ＨＩＶ問題を契機に、カウンセリング業務の確立・チーム医療体制の整備・地域資源の活用の三本柱の実現へ向けて」と、終始私たちカウンセラーへ温かいエールと御支援を頂きました。この場をお借りして感謝の念を表しつつ、先生の御冥福をこころからお祈りいたします。

最後になりましたが、当企画へ深く御賛同いただいた新曜社と、お忙しいスケジュールの合間をぬって討ち合わせのため何度も駆けつけ、すこしでも読者の皆様の求めに添った本となるよう編集に御尽力を惜しまれなかった津田敏之氏に厚くお礼申し上げます。

二〇〇一年七月七日

矢永　由里子

小池眞規子 （こいけ・まきこ）

筑波大学大学院修士課程教育研究科カウンセリング専攻修了。国立小児病院神経科、東邦大学医学部付属病院小児科を経て、1992年より国立がんセンター東病院に臨床心理士として勤務。2001年より目白大学人間社会学部心理カウンセリング学科助教授。乳がん患者のグループ療法、医師を対象としたコミュニケーション・スキル・トレーニング、がん患者と家族のためのプログラム「がんを知って歩む会」などの活動に参加している。

矢永由里子 （やなが・ゆりこ）

1983年、米国テンプル大学教育学部カウンセリング学科修士課程修了。末期がん患者の病院臨床や家族療法を学ぶ。その後、ピッツバーグ大学大学院教育学部カウンセリング学科にて、ホスピスや地域臨床を学ぶ。Psi, Chi 会員。また HIV 医療のカウンセラーとして、1990年より産業医科大学病院北部血友病センターにて、1997年から国立病院九州医療センター感染症対策室に勤務する。また福岡国際交流協会において多文化カウンセリングにも従事し、日本在住外国人のメンタルヘルスの援助も行なっている。

川瀬正裕 （かわせ・まさひろ）

1981年、国際基督教大学大学院博士課程前期修了。愛知学泉短期大学助教授。大学院在籍中から臨床現場で活動を始める。東芝中央病院、市川市教育センター、名古屋大学教育学部心理教育相談室を経て、現在、本務校の傍ら、遠州総合病院心理相談室に非常勤臨床心理士として勤務している。子どもの臨床を中心としているが、地域との連携や保育に関連した活動も行なっている。

隈寛二 （くま・かんじ）

1927年、宮崎県生まれ。
1951年、神戸医科大学卒業。
1966年より隈病院院長。
2001年より同院名誉院長。

執筆者紹介

奥村茉莉子 （おくむら・まりこ）

1969年、東京大学文学部心理学科卒業。都立梅ガ丘病院児童精神科、都立府中病院医療相談室、都立清瀬小児病院心理相談室などに勤務。2001年からは都立駒込病院神経科心理相談室で、がんや感染症などの医療を中心とする精神科リエゾンに協力。「こころの相談室」を設けて、幅広い対象からの相談にも応じる工夫をしている。2001年現在、日本臨床心理士会幹事として心理職の社会的位置づけの問題に取り組んでいる。

黒川由紀子 （くろかわ・ゆきこ）

上智大学大学院博士過程を経て、保健学博士（東京大学医学部）。お茶の水女子大学学生相談室、東京大学医学部精神医学教室などを経て、2000年より慶成会老年学研究所所長、2001年より大正大学人間学部大学院教授。本務以外に、老人病院における心理臨床、高齢者関連施設におけるコンサルテーション、スーパーヴィジョンにあたる。またNPOの理事として、農家、建築家、プロデューサー、国際交流の専門家らと共同で、中高年が自然と親しみながら創造的生活を送るしくみづくりに関与する。

川俣明美 （かわまた・あけみ）

愛知学院大学文学部心理学科卒業。1975年より現在に至るまで、単科の精神病院にて心理療法・心理検査・生活技能訓練・デイケアーおよび精神障害者グループホームなどの地域支援活動を行なう。また他に、中学校スクールカウンセラー、医療関係・学校関係・ボランティア団体の場での相談および講演なども行なっている。

浦田英範 （うらた・ひでのり）

1986年、中京大学大学院文学研究科心理学専攻修了。不知火病院に就職。仕事の傍ら、福岡大学医学部精神医学教室研究生として、力動精神医学、精神分析、および児童・思春期の心理療法を研究。この間、精神分析を基礎としたケースのスーパーヴィジョン、個人分析を受ける。現在、病院を経て、福岡県教育委員会教育相談スーパーヴァイザー、中学校スクールカウンセラー。学校での精神分析的アプローチとチームアプローチを模索中。

監修者略歴

成田善弘（なりた・よしひろ）

1941年生まれ、名古屋大学医学部卒業。名古屋大学医学部助手、社会保険中京病院精神科部長を経て、1994年より椙山女学園大学人間関係学部教授。精神科医、臨床心理士。

『精神療法の第一歩』（診療新社 1981年）、『青年期境界例』（金剛出版 1989）、『心身症』（講談社 1993年）、『精神療法の経験』（金剛出版 1993年）、『強迫症の臨床研究』（金剛出版 1994年）、『心と身体の精神療法』（金剛出版 1996年）、『転移／逆転移』（共編 人文書院 1997年）、『境界例』（共編 日本評論社 1998年）、『共感と解釈』（共編 人文書院 1999年）、『精神療法の技法論』（金剛出版 1999年）、『コミュニティ心理学とコンサルテーション・リエゾン』（共編 培風館 2000年）、ほか著訳書多数。

編者略歴

矢永由里子（やなが・ゆりこ）

1978年、聖心女子大学文学部英米文学科卒業。1982年、イーストストラスバーグ州立大学文学部心理学科卒業。1983年、テンプル大学教育学部カウンセリング学科修士課程修了。1986-89年、ピッツバーグ大学教育学部カウンセリング学科博士課程にて研鑽。1997年より、国立病院九州医療センター感染症対策室にて、エイズ予防財団リサーチレジデントとして勤務、現在にいたる。日本臨床心理士会 HIV カウンセリング専門委員会委員。多文化間精神医学会理事。訳書に『AHP エイズ・カウンセリング・ガイド』（HBJ 出版局 1994年）がある。

医療《いりょう》のなかの心理臨床《しんりりんしょう》
こころのケアとチーム医療

初版第1刷発行　2001年8月30日

編　者　矢永由里子 ©
監修者　成田善弘
発行者　堀江　洪
発行所　株式会社 新 曜 社

〒101-0051 東京都千代田区神田神保町 2-10
電話(03)3264-4973(代)・FAX(03)3239-2958
e-mail　info@shin-yo-sha.co.jp
URL　http://www.shin-yo-sha.co.jp/

印　刷　亜細亜印刷株式会社　　Printed in Japan
製　本　株式会社光明社

ISBN 4-7885-0773-0　C3011

新曜社《こころとひと》好評ラインナップ

井上信子 著

対話の技

資質により添う心理援助

神田橋條治 対話

A5判304頁／本体2800円

心理療法論考　河合隼雄 著

A5判352頁／本体3300円

分裂病の神話　武野俊弥 著

四六判232頁／本体2400円

精神分析事典　ムーア&ファイン 著

A5判368頁／本体4500円

フロイトを読む　リクール 著

A5判648頁／本体5500円

松木邦裕 著

精神病というこころ

新しい分析的アプローチ

四六判236頁／本体2400円